AF476598

CONSEILS AUX FAMILLES

OUVRAGES DU MÊME AUTEUR :

Cours de microscopie complémentaire des études médicales : Anatomie microscopique et physiologie des fluides de l'économie ; par AL. DONNÉ. Paris, 1844, in-8° de 550 pages. 7 fr. 50

Atlas du Cours de microscopie exécuté d'après nature, au microscope-daguerréotype, par le docteur AL. DONNÉ et L. FOUCAULT. Paris, 1845. Atlas de 20 planches in-folio, contenant 80 figures gravées avec le plus grand soin, avec un texte descriptif. 30 fr.

PARIS. — IMP. SIMON RAÇON ET COMP., RUE D'ERFURTH, 1.

CONSEILS AUX FAMILLES

SUR LA MANIÈRE D'ÉLEVER

LES ENFANTS

SUIVIS

D'UN PRÉCIS D'HYGIÈNE

APPLICABLE AUX DIFFÉRENTES SAISONS DE L'ANNÉE

PAR AL. DONNÉ

DOCTEUR EN MÉDECINE, RECTEUR DE L'ACADÉMIE DE MONTPELLIER
OFFICIER DE LA LÉGION D'HONNEUR

Il n'y a ni force ni santé pour les enfants des grandes villes, s'ils ne sont allaités par de bonnes nourrices. Ce n'est pas le zèle qui manque à la plupart des jeunes femmes pour bien élever leurs enfants, c'est une bonne direction et la fermeté nécessaire.

PARIS

J. B. BAILLIÈRE ET FILS

LIBRAIRES DE L'ACADÉMIE IMPÉRIALE DE MÉDECINE

Rue Hautefeuille, 19

Londres	Madrid	New-York
HIPP. BAILLIÈRE	C. BAILLY-BAILLIÈRE	BAILLIÈRE BROTHERS

LEIPZIG, E. JUNG-TREUTTEL, 10, QUERSTRASSE

1864

PRÉFACE

Je reprends sur mes vieux jours ce livre de mon âge mûr, je pourrais dire de ma jeunesse, car je l'ai composé avec amour et dans toute l'ardeur de ma carrière médicale.

Ce n'est pas pour ajouter des faits nouveaux que je reviens sur ce sujet, puisque depuis la dernière édition de cet ouvrage (1846) j'ai quitté l'exercice de la médecine, sans toutefois renoncer à l'étudier; mais c'est pour revoir des opinions émises il y a vingt ans, les modifier s'il y a lieu, ou leur donner le poids d'une conviction désintéressée établie sur une longue réflexion.

J'ai mis en outre à profit les publications qui

ont été faites sur le même sujet, non pour refondre ce petit volume à l'aide des travaux des autres ; j'ai mieux aimé le laisser tel qu'il est, le trouvant, je l'avoue, aussi complet que possible pour le but et pour les personnes auxquels je le destine ; mais en plaçant ici, sous forme d'axiomes ou d'aphorismes, tous les principes de conduite et d'hygiène qui me paraissent acquis à la science et confirmés par l'expérience, j'ai joint à ceux que j'ai pu extraire de mon livre le résultat des observations de quelques confrères qui établissent des vérités nouvelles ou qui donnent plus d'autorité à celles que j'ai émises.

J'ai surtout mis à contribution l'ouvrage du docteur Bouchut [1], qui sur bien des points marque un pas dans la science, mais qui s'adresse moins aux gens du monde qu'aux hommes de l'art et aux médecins.

Ce résumé de mes recherches et de celles de praticiens distingués présente une sorte de manuel destiné à frapper, autant que possible, l'es-

[1] *Hygiène de la première enfance, comprenant les lois organiques du mariage, les soins de la grossesse, l'allaitement maternel, le choix des nourrices, le sevrage, le régime, l'exercice et la mortalité de la première enfance.* Paris, 1862.

prit des mères qui me liront, par la forme sententieuse des règles et des préceptes qui y sont énoncés, et à leur servir de guide dans les cas pressants par la brièveté des formules.

Si le succès d'un livre devait suffire à la satisfaction d'un auteur, je devrais être satisfait par l'accueil qui a été fait aux deux premières éditions de celui-ci. Ce petit ouvrage est entre les mains d'un grand nombre de mères, et les médecins n'ont pas dédaigné de le consulter.

Mais un auteur qui écrit avec conviction ne se contente pas d'être lu, il veut convaincre; il veut réformer les idées fausses, détruire les préjugés et faire pénétrer la vérité dans les esprits capables de la comprendre, pour que de là elle se répande et se popularise. C'est le véritable succès qu'il ambitionne, c'est le triomphe de son œuvre et le résultat d'après lequel il juge de sa valeur.

Puis-je me flatter d'avoir obtenu un pareil succès? je n'ai pas la témérité d'y prétendre. Pour ébranler des convictions, pour rompre de vieilles routines et des habitudes invétérées, pour faire plier l'amour-propre et l'égoïsme devant la raison et le cœur, il faut à cette tâche des esprits supérieurs.

De longtemps encore, peut-être jamais, la manière d'élever les enfants dans les classes aisées n'aura d'autres règles, sauf de rares exceptions, que le caprice, la vanité, l'égoïsme déguisé, ou la faiblesse ignorante. Le défaut de principes se manifeste dès l'origine de l'éducation, au début même de la vie. Combien de mères ne se décident à nourrir elles-mêmes, ou à prendre une nourrice, que par des considérations étrangères aux intérêts de l'enfant! Combien persistent, en dépit des plus sages conseils, à donner un lait insuffisant et médiocre, par un entêtement dans lequel il entre plus de vanité que de dévouement! et ainsi de suite pour beaucoup d'applications importantes au régime et à l'hygiène de l'enfance. Combien n'ai-je pas vu de personnes, parmi celles qui me font l'honneur de consulter mon livre, qui le prennent, disent-elles, pour guide, n'en suivre les préceptes que dans les points qui ne contrarient ni leur amour-propre ni leurs idées préconçues! Combien enfin de prescriptions indispensables à la bonne santé des enfants viennent échouer, je ne dis pas devant des calculs d'intérêt, mais devant l'amour du bien-être et de l'ordre matériel, si répandu aujourd'hui dans les classes élevées de la société! Il est triste de le dire, mais la pratique du monde et l'observation démontrent que l'amour maternel vrai, désintéressé, n'est, comme tous les grands sentiments, comme tous les dévouements sincères, que le partage d'un petit nombre de cœurs privilégiés.

Il n'est pas moins triste de penser, en voyant les progrès de la civilisation, en contemplant les merveilles des arts, les splendides applications que l'on en fait au développement de l'industrie et à la jouissance matérielle; il n'est pas moins triste de penser au peu de souci que l'on prend de l'espèce humaine à son berceau, au peu de sacrifices que l'on fait pour en fortifier les germes et pour arrêter l'étiolement physique et moral de la race.

Lorsqu'on est pénétré de cette idée que, dans la seule ville de Paris, il y aurait plusieurs milliers d'enfants à sauver chaque année et le reste à améliorer; qu'il ne faudrait pour cela qu'un peu de résolution et quelques-uns des millions que l'on prodigue aux travaux publics et aux embellissements de luxe, on a besoin d'un certain degré de philosophie et de confiance dans l'avenir pour se défendre du découragement, en présence de l'indifférence générale sur cette question d'humanité.

Considérez les conditions dans lesquelles s'élèvent les enfants de la population parisienne, les sources où ils puisent les principes de vie, de santé et de force, et vous vous rendrez facilement compte de l'état de ces générations qui s'éteindraient rapidement si elles n'étaient sans cesse renouvelées par le sang des provinces. *Il n'y a ni force ni santé pour les enfants des grandes villes, s'ils ne sont allaités par de bonnes nourrices.* Telle est la règle générale, l'exception ne fait que la confirmer.

Ayant ajouté à ce petit traité d'éducation des enfants un chapitre auquel j'attache un certain prix, parce qu'il est le produit le plus substantiel de mon expérience et de mes réflexions sur certains points qui intéressent particulièrement la direction de la santé des gens du monde, j'ai cru devoir donner un titre plus général à mon livre[1]; c'est pourquoi cette nouvelle édition porte le titre de CONSEILS AUX FAMILLES *sur la manière d'élever les enfants, suivis d'un Précis d'hygiène applicable aux différentes saisons de l'année.*

Un médecin de beaucoup d'esprit disait, à la fin de sa carrière, qu'il préparait un grand ouvrage dans lequel il résumerait toute la science médicale, tous les faits démontrés, toutes les vérités acquises, et que cet ouvrage n'aurait que quelques pages. Je n'ai pas cette impertinence envers l'hygiène, cette grande et importante branche de la médecine; je ne prétends nullement concentrer tous ses enseignements dans ce mince opuscule; ma seule intention est de donner quelques conseils pour les questions les plus usuelles et qui se présentent le plus fréquemment, relativement à la direction de la santé des personnes composant ce qu'on appelle la société. Je ne vise pas au complet; je ne veux qu'être utile en disant ce que je sais le mieux.

[1] Les premières éditions étaient intitulées : *Conseils aux mères sur l'allaitement et sur la manière d'élever les enfants nouveau-nés.* 1re édition. — 2e édition, revue, corrigée et augmentée. Paris, 1846.

Voici d'abord mes *sentences* sur ce qui touche à la manière d'élever les petits enfants, sur les soins à leur donner et sur ceux que doivent prendre les mères pour elles-mêmes. Qu'on me pardonne ce mot prétentieux, mais ce sont là, suivant moi, les bases de l'édifice, sans lesquelles il n'y a pas moyen de faire une bonne éducation.

1. Il n'y a ni force, ni santé pour les enfants des grandes villes, s'ils ne sont allaités par de bonnes nourrices.

2. L'exercice convient aux femmes grosses, pour entretenir leurs forces et développer celles de l'enfant qu'elles portent.

3. Ce n'est pas le zèle qui manque à la plupart des jeunes femmes pour bien élever leurs enfants, c'est une bonne direction et la fermeté de caractère.

4. De notre temps, l'éducation, même pour les petits enfants, pèche surtout par la mollesse.

5. La véritable tendresse maternelle, c'est-à-dire celle qui est désintéressée, qui n'agit ni par vanité ni pour se satisfaire elle-même, mais pour le seul bien de l'enfant, n'est pas aussi commune qu'on le croit.

6. La *vanité de la mamelle*, a dit un homme d'esprit, détermine plus de jeunes femmes à nourrir elles-mêmes leurs enfants, que le dévouement sincère et la tendresse éclairée.

7. On peut, dans les derniers temps de la grossesse, s'éclairer, jusqu'à un certain point, sur la nature et les qualités futures du lait, par l'examen du liquide appelé *colostrum*, que les seins contiennent dès cette époque.

8. Un *colostrum* abondant, coulant facilement, riche en matière grasse, jaune, assez épaisse, annonce généralement un lait abondant et riche.

9. A mérite égal et même inférieur, la mère vaut mieux pour nourrir son enfant qu'une femme étrangère.

10. Mieux vaut à l'enfant le sein d'une mère de force moyenne, que celui d'une nourrice robuste. (Michel Lévy.)

11. C'est moins l'apparence de la force et une santé robuste que la BONNE CONSTITUTION, dans le sens médical de ce mot, qui doit décider la question de l'allaitement maternel.

12. Il y a des femmes d'une bonne constitu-

tion et qui ne peuvent nourrir, leurs seins étant mal conformés, le lait peu abondant, mal élaboré et prêt à tarir à la moindre impression pénible. (Bouchut.)

13. L'abondance du lait, dans les premiers temps de l'accouchement, ne doit pas donner une trop grande confiance; presque toutes les femmes ont assez de lait pour nourrir leur enfant pendant les premières semaines; ce n'est guère qu'après un ou deux mois que les indices d'un allaitement pauvre se manifestent.

14. Beaucoup de jeunes mères échouent dans leur nourriture, par un excès de zèle; celles qui ont un bon appétit et un bon sommeil peuvent seules supporter les fatigues du jour et de la nuit.

15. Pas de sommeil, pas de lait.

16. Les femmes du monde qui veulent nourrir doivent renoncer à donner à teter pendant la nuit.

17. Il est bon que leur enfant ne couche pas près d'elles.

18. Les nourrices vraiment bonnes (physiologiquement parlant) sont celles dont les enfants

profitent, sans qu'elles éprouvent elles-mêmes ni fatigue ni dépérissement.

19. L'allaitement continué d'une manière inconsidérée, au delà de certaines limites, peut compromettre la vie de la mère.

20. La première condition morale d'une nourrice est le calme et le sang-froid.

21. Toute mère qui ne sait pas supporter les cris de son enfant est incapable de faire une bonne nourrice.

22. Les cris de l'enfant sont une fonction comme une autre, qu'il a besoin d'exercer *quelquefois*, et il ne les pousse qu'en proportion de ses forces.

23. Les affections morales peuvent tarir subitement la sécrétion du lait, ou modifier seulement d'une manière profonde, la proportion de ses éléments solides. (Bouchut.)

24. L'abondance et la qualité du lait n'étant pas toujours la conséquence d'une bonne santé, l'apparence extérieure ne suffit pas pour le choix d'une nourrice; il y faut joindre l'examen de l'organe même et de son produit.

25. Le lait pur ne présente au microscope

que des globules laiteux, sans mélange d'aucune autre particule.

26. Le lait est d'autant plus riche en matière nutritive, qu'il contient un plus grand nombre de ces globules.

27. La pauvreté du lait est une des causes les plus fréquentes du mauvais résultat de l'allaitement.

28. L'excès de richesse donne à l'enfant de véritables indigestions.

29. On y remédie en donnant plus rarement à teter, le lait se délayant par son séjour dans les mamelles.

30. Les gerçures et les crevasses du mamelon font mal augurer des qualités du lait.

31. On doit, autant que possible, choisir une nourrice de vingt à trente ans, ayant déjà fait une nourriture avec succès, et dont le lait n'ait pas plus de six mois.

32. Une bonne nourrice doit avoir de vingt-cinq à trente ans, les cheveux bruns, les gencives roses, les formes un peu grosses, le mamelon bien formé, le sein un peu dur et marbré de veines bleuâtres. (Bouchut.)

33. Le changement de nourrice n'a pas d'inconvénient, pourvu que la nouvelle nourrice soit bonne.

34. Aucun aliment n'a la propriété particulière d'augmenter la quantité du lait chez les femmes.

35. Les aliments qui conviennent le mieux aux nourrices sont ceux auxquels elles sont habituées et qu'elles digèrent le mieux ; il en est de même des boissons.

36. L'allaitement artificiel (au biberon) doit être abandonné pour les enfants des villes, et à peine toléré à la campagne.

37. Il est bon de régler les repas des enfants, à dater de la naissance.

38. Le lait est le seul aliment parfaitement convenable jusqu'à cinq ou six mois.

39. Le sevrage régulier a lieu vers le quinzième mois.

40. Il faut choisir, pour sevrer, une des époques de repos de la dentition et profiter de celle qui vient après la sortie des douze premières dents, ou après la sortie de la seizième. (Bouchut.)

41. Le sevrage doit être opéré promptement,

en quelques jours, pourvu que l'enfant ait déjà l'habitude des aliments solides et en commençant par la nuit.

42. Pour les enfants bien portants, la saison est à peu près indifférente dans les climats tempérés.

43. Le régime alimentaire des enfants doit se rapprocher peu à peu de celui des adultes.

44. Quand la santé des enfants se dérange, il faut observer soigneusement leurs évacuations; si elles sont liquides, vertes, on y remédie ordinairement par un peu de diète.

45. L'enfant doit dormir dans son berceau, et non sur les genoux de sa mère ou de sa nourrice; il faut même l'habituer à y être placé tout éveillé et à s'y endormir à ses heures.

46. Quand on voit un enfant rester dans son berceau sans crier et s'y endormir, on peut être sûr que son éducation est bien faite.

47. L'air est bon aux enfants dès les premiers jours de leur existence ; ne craignez pas de les y exposer en les faisant sortir pendant quelques instants au moment le plus doux de la journée, si c'est en hiver, et pendant deux heures au moins dans la belle saison.

48. L'air les calme, s'ils sont agités ; leur donne un bon sommeil (les nouveau-nés dorment pendant presque tout le temps qu'ils sont dehors), et c'est le complément d'une bonne nourriture.

49. Quand les enfants sont sevrés, c'est un tort que de prolonger trop longtemps l'habitude du sommeil pendant le jour; on les prive du meilleur moment de la promenade et du grand air.

50. Que l'enfant soit couché de bonne heure, qu'on ne le fasse veiller sous aucun prétexte, et qu'on ne l'excite pas par des jeux bruyants, le soir, avant de le coucher.

51. Si la meilleure preuve de la bonne éducation du nouveau-né est qu'il sache rester éveillé dans son berceau, l'enfant bien élevé se reconnaît à la manière dont il va se coucher, à son heure, sans murmurer et sans réclamer.

52. N'habituez pas les enfants à être couverts de flanelle sans nécessité.

53. La propreté du corps et de la tête fait partie de l'hygiène des enfants ; donc on doit les laver avec soin, et les baigner souvent. L'usage

des bains est nécessaire aussi pour qu'ils ne s'en effrayent pas en cas de maladie.

54. La bonne éducation morale fait partie de la bonne éducation physique ; l'une est liée à l'autre, et comme on ne peut bien élever les enfants si on ne conserve l'autorité sur eux, il faut les habituer de bonne heure à s'y soumettre.

55. C'est une erreur de croire que les enfants ont besoin de plaisirs variés et bruyants ; ils ont plus besoin de calme que d'excitation ; ils ne connaissent pas la monotonie ; les mêmes jeux et les mêmes histoires sont toujours nouveaux pour eux.

56. C'est une grande faute de mener les enfants en soirée au delà de l'heure habituelle de leur coucher ; mais c'est un crime de les conduire au bal ou au spectacle.

57. Leur imagination vive a besoin d'être ménagée. Ne cherchez pas à les guérir de la peur par des menaces ou par de rudes épreuves; procédez, en cette matière, avec la plus grande douceur.

58. Ne vous occupez pas trop des enfants, et surtout ne leur apprenez pas à s'occuper d'eux-mêmes.

59. Ne leur montrez jamais un intérêt trop marqué, lorsque vous leur trouvez moins bonne mine qu'à l'ordinaire ; on leur fait un mal dont on ne se doute pas par cette question : *Comment vas-tu ?* en les regardant dans le blanc des yeux ! C'est le moyen de les prédisposer aux maladies, et surtout aux ébranlements nerveux, que de les faire songer à leur santé.

60. Craignez moins les petits accidents que les émotions morales ; apprenez-leur à être adroits au prix même de quelques bosses à la tête.

61. Méfiez-vous des remèdes, et n'y ayez pas recours sans nécessité ; ne faites pas une maladie d'une simple incommodité.

62. La véritable médecine des enfants consiste le plus souvent dans le régime.

63. Le régime est aussi ce qu'il y a de plus propre à modifier leur constitution, à la fortifier, à les prémunir contre les maladies, et à neutraliser les principes vicieux héréditaires ; mais alors, le régime doit être pratiqué largement, avec constance, et demande quelquefois beaucoup de dévouement et de grands sacrifices ; c'est ainsi que l'on peut tirer un grand parti de

l'influence des différents climats, en s'y prenant de bonne heure.

64. De même qu'une âme vraiment chrétienne cherche à se maintenir dans le bien, sans avoir trop souvent recours à son confesseur, de même une mère sage et ferme craint d'affaiblir le moral de ses enfants, en appelant sans cesse le médecin auprès d'eux.

65. Le calme et la fermeté sont la condition indispensable d'une bonne éducation.

Montpellier, octobre 1863.

CONSEILS AUX FAMILLES

SUR LA MANIÈRE D'ÉLEVER

LES ENFANTS

INTRODUCTION

Le sujet que j'entreprends de traiter présente de grandes difficultés, et il n'y aurait pas trop d'une vie tout entière d'observations et d'expériences pour l'approfondir. Je n'espère donc pas pouvoir l'embrasser complétement, et ne laisser rien à désirer dans les conseils que je vais donner aux mères sur la manière d'élever leurs enfants ; c'est un premier essai que je tente, et j'espère le rendre moins imparfait un jour en continuant de me livrer à l'examen des questions qui s'y rattachent et qui font l'objet de mes études depuis beaucoup d'années; ce sujet n'est ni moins fécond ni moins intéressant que celui auquel madame Necker a consacré ses méditations, et un bon traité d'éducation physique des enfants serait, pour ainsi dire, le complément de son livre sur l'éducation morale. Ces deux points se touchent de près, surtout dans l'enfance; il est aussi nécessaire de se conduire d'après des principes bien posés pour diriger l'hygiène des enfants que pour former leur esprit et leur cœur. L'éducation morale dépend jusqu'à un certain point de l'éducation physique, de même que celle-ci peut être entravée ou favorisée par l'autre.

Mais l'éducation morale n'est nullement le but que je me propose ici; ce n'est pas un traité de philosophie morale que je prétends écrire, et je ne veux pas sortir du rôle de médecin et de physiologiste; je me propose avant tout, et pour ainsi dire uniquement, de considérer l'état physique et la santé des enfants, de rechercher les meilleures conditions pour entretenir et développer les forces de la constitution, et je ne m'occuperai de la partie morale que pour montrer l'influence réciproque des deux éducations.

Il est impossible, pour peu que l'on observe autour de soi, au sein de nos familles, de n'être pas frappé des embarras et des difficultés que rencontrent à chaque pas les jeunes mères pour élever leurs enfants dans le premier âge, pour conduire leur régime et pourvoir aux plus simples accidents qui se présentent. La plupart d'entre elles n'ont évidemment aucune règle à cet égard, elles marchent au hasard et suivant leur instinct plus ou moins développé; les plus habiles s'en tirent passablement, les autres sont continuellement dans l'incertitude et le doute. Craignant toujours de faire trop ou trop peu, ne connaissant nullement la nature de l'enfance, l'étendue de sa force et les limites de sa résistance, elles se laissent dérouter au moindre obstacle, s'effrayent quelquefois outre mesure, ou négligent au contraire les conditions les plus essentielles.

D'où vient cette ignorance? Ce n'est certes pas qu'il manque de *traités*, d'*instructions*, d'*avis* de toute espèce sur cette matière; le nombre des ouvrages de ce genre publiés jusqu'ici est considérable; mais il suffit de jeter les yeux sur toute cette littérature pour s'assurer qu'elle ne présente guère que des principes vagues, ou au contraire des plans d'éducation systématiques et absolus, ou, enfin, des déclamations ridicules sur le *vœu de la nature*.

Quelques-uns de ces ouvrages n'ont pas été inutiles à l'époque où ils ont paru, pour combattre des usages évidemment contraires au bien-être et aux intérêts des enfants; mais aucun n'établit des règles d'après l'observation des faits et les notions de la science. Or c'est précisément ce que j'ai entrepris de faire, en m'appuyant sur les progrès modernes de la médecine et de l'hygiène, et sur mes propres recherches; aussi trouvera-t-on dans ce livre des détails scientifiques que j'ai eu soin de mettre à la portée de tout le monde, et qui me semblent propres à répandre des notions utiles.

La négligence que l'on apporte dans l'éducation actuelle des jeunes personnes à l'égard de leurs devoirs futurs, nous rend également compte de l'espèce de désordre et d'anarchie, d'*ahurissement*, qu'on me passe l'expression, que l'on voit régner dans la plupart des jeunes ménages dès qu'il arrive un enfant.

A l'époque où la religion exerçait plus généralement son empire, elle inspirait dans l'exercice des devoirs une certaine suite, une certaine gravité qui arrêtaient les terreurs de l'imagination et les excès de la sensibilité; à défaut de connaissances précises et d'expérience, on puisait dans ce sentiment la force et la fermeté nécessaires pour diriger l'éducation physique de ses enfants aussi bien que leur éducation morale; car il faut bien qu'on le sache, et nous ne saurions trop insister sur ce point, c'est surtout de force et de fermeté que manquent un grand nombre de mères pour élever convenablement leurs enfants. Confondant perpétuellement leurs instincts de tendresse maternelle avec le sentiment de leur devoir, elles se laissent entraîner à des faiblesses dont leurs enfants sont les premières victimes, ou bien elles sacrifient, sans s'en rendre compte, à leurs propres jouissances les véritables intérêts des petits êtres dont elles sont chargées; n'ayant pas une idée nette de leurs devoirs, ni de ce qui convient réellement à l'enfance, elles flottent incertaines entre les inspirations de leur zèle et les conseils contradictoires qui leur arrivent de toutes parts.

Loin de ne pas faire assez par elles-mêmes, beaucoup de jeunes mères entreprennent, par excès de zèle et sans profit réel pour leurs enfants, au delà de ce que leur permettent les autres devoirs qu'elles ont à remplir; elles semblent ignorer que, dans l'état de société où nous vivons, il s'agit moins de faire par elles-mêmes que de diriger sensément les personnes qui les servent : c'est là le véritable problème à résoudre dans l'éducation des enfants, comme dans la direction du ménage. Dans le monde, tel qu'il est fait (car c'est de celui-là que nous parlons et non d'un monde idéal où l'on oublie toute la complication des devoirs sociaux), les femmes ne peuvent pas se sacrifier entièrement aux soins de leurs enfants; elles ne peuvent se soustraire ni à leurs obligations de famille ni à leurs relations de société, ni même renoncer à toute espèce de distraction et de plaisir. Ce sacrifice, quand elles se l'imposent par une sorte d'exaltation du sentiment maternel, est bientôt au-dessus de leurs forces et de leur volonté ; elles ne le soutiennent pas jusqu'au bout, et il arrive mille circonstances qui les en détournent ; alors les enfants souffrent de cette direction capricieuse qui trouble la régularité de leur vie.

Il est impossible ou du moins il est bien rare qu'une mère puisse donner tout son temps, tous ses moments à ses enfants, et l'hygiène des enfants réclame des soins continuels et assidus ; aussi la principale affaire des femmes du monde est-elle la surveillance et non l'exécution : c'est un point dont elles doivent bien se convaincre dès le début et dans tout le cours de l'éducation de leurs enfants.

Les jeunes femmes ignorent aussi, pour la plupart, l'emploi qu'elles doivent faire de l'autorité dans la manière de conduire leurs enfants ; elles compliquent l'éducation, en s'adressant dès le plus bas âge à d'autres sentiments qu'à celui de l'obéissance, le plus simple et le plus à la portée des petits enfants, le plus conforme à leur nature. Or il me semble que le meilleur moyen de leur donner un peu du calme et de la fermeté si nécessaires dans les fonctions qu'elles remplissent, est de les éclairer ; quand elles sauront bien comment elles doivent se conduire dans les principales circonstances où elles peuvent se trouver, quand elles auront des notions suffisantes sur la manière de régler l'allaitement et la nourriture, les vêtements et le sommeil; quand elles auront apprécié l'avantage de faire prendre de bonnes habitudes à l'enfant nouveau-né, nous ne doutons pas qu'elles ne trouvent en elles-mêmes la force de se conformer à des principes sages et modérés ; car ce qui manque à notre époque, ce n'est encore une fois ni le zèle, ni la bonne volonté, ni le dévouement maternel; c'est une bonne direction.

J'exposerai dans un appendice, à la fin de cet ouvrage, mes idées sur l'emploi du régime et sur l'application des moyens médicaux dans les maladies les plus communes de l'enfance. Ce sujet ne fait pas partie de l'éducation, mais j'ai cru devoir tracer les principales règles de l'hygiène des enfants malades, afin de prévenir contre quelques abus de la médecine.

On trouvera dans le cours de ce livre beaucoup de répétitions que j'aurais dû éviter si je n'avais considéré que l'élégance du langage et l'enchaînement logique des idées; mais j'ai cherché surtout la clarté, et je me suis placé au point de vue des jeunes mères de famille à qui ce travail est particulièrement destiné.

CHAPITRE PREMIER

QUESTIONS A RÉSOUDRE AVANT LA NAISSANCE DE L'ENFANT

Les soins que réclame l'enfant doivent commencer, pour ainsi dire, avant sa naissance ; je ne veux pas parler des précautions qu'exige l'état de grossesse, ce point ne me concerne pas ; si cette question ne sortait de mon sujet, j'aurais peut-être quelques mots à dire sur la manière dont on abuse aujourd'hui du repos auquel on condamne beaucoup de jeunes femmes grosses, à la moindre crainte, au plus petit accident, comme s'il n'y avait aucun inconvénient pour la mère, et, par suite, pour l'enfant, à se priver d'air et d'exercice pendant un temps plus ou moins long. Un séjour de quelques mois, ou seulement de quinze jours dans l'appartement, dans un lit ou même sur une chaise longue, équivaut, pour certains tempéraments, à une véritable maladie, et produit le même résultat sur l'ensemble des forces et de la constitution. Sans doute, ces précautions sont nécessaires dans certaines circonstances, et c'est le seul moyen, pour quelques femmes, d'amener un enfant à bien; mais il ne faut pas croire que ce régime soit absolument inoffensif, et qu'il puisse s'appliquer sans réserve, dans tous les cas et à tout le monde; ce n'est pas une de ces précautions indifférentes auxquelles on puisse se soumettre sans réflexion, sans nécessité, et dont il soit permis de dire que, si elle ne fait pas de bien, elle ne fait pas de mal; nous lui avons vu produire les résultats les plus déplorables, et il faut en user, suivant nous, avec discrétion. L'exercice et la marche, comme toutes les meilleures choses, peuvent avoir des inconvénients; mais il y en a bien plus encore à s'amollir et à s'étioler, à paralyser l'action musculaire et à se priver d'air et de soleil, lorsqu'on a tant d'intérêt à conserver et à entretenir ses forces. Comment l'enfant pourrait-il venir en bon état, ou du moins combien de chances ne met-on pas contre soi, quand la mère passe tout le temps de la gestation dans une sorte de convalescence et d'inertie[1]? Mais j'arrive au sujet qui doit spécialement m'occuper.

[1] Je suis si pénétré de cette idée, que je n'ai pas craint de pres-

Peut-on déterminer d'avance si une femme sera en état de nourrir? — Le premier point à résoudre avant la venue de l'enfant est de savoir quelle sera sa nourrice, et si la mère se chargera de l'allaiter.

Je suppose d'abord qu'il n'existe aucune raison particulière, aucun obstacle provenant de la santé, de la constitution ou de la volonté, qui s'oppose à ce que l'enfant soit nourri par sa mère; je reviendrai plus loin sur ces considérations; mais pour le moment il s'agit de savoir s'il est possible de connaître d'avance quelles seront les qualités du lait après l'accouchement, s'il sera d'une bonne nature, s'il sera suffisamment abondant, en un mot si la mère sera bonne ou mauvaise nourrice.

Cette question se présente souvent dans le monde, elle m'a été plusieurs fois adressée, et on ne s'était pas sérieusement occupé de la résoudre avant les recherches que j'ai entreprises.

C'est surtout pour les femmes primipares et pour celles qui n'ont pas encore nourri qu'il serait important de pouvoir s'assurer des conditions qu'elles présentent relativement à l'allaitement. Or, ce n'est dans aucun

crire l'exercice du cheval, pendant les premiers mois de la grossesse, à de jeunes femmes affaiblies par un long repos et par un séjour prolongé dans l'appartement. Cet exercice, pris avec modération, n'a pas tardé à ramener les forces, avec non moins d'avantage pour le produit de la conception que pour la mère.

des caractères extérieurs que l'on a si souvent invoqués, tels que l'apparence du corps, la forme et le développement des seins, la nuance des cheveux et de la peau, etc., qu'il est possible de trouver des indications satisfaisantes. J'ai inutilement cherché à constater un rapport entre les signes de cette nature et les conditions qui rendent une femme apte à nourrir. La seule circonstance prise de l'habitude extérieure du corps, dont on doive tenir compte, d'après mes observations et mes relevés, est un certain état d'embonpoint sans lequel les nourrices sont rarement bonnes ; non pas qu'il soit nécessaire d'être ce que l'on appelle grasse pour avoir de bon lait, du lait abondant et pour allaiter avec succès ; mais il est positif qu'un certain degré de maigreur ne s'accorde pas avec les qualités et les conditions ordinaires d'une bonne nourrice.

La sécrétion de la glande mammaire pendant la grossesse fournit des renseignements utiles pour juger d'avance des qualités qu'aura le lait après l'accouchement. — La nature de la sécrétion qui s'opère dans la glande mammaire elle-même pendant le temps de la gestation fournit des moyens plus directs et plus sûrs d'arriver à la solution du problème, que les signes tirés de l'apparence extérieure.

On sait qu'à une époque plus ou moins avancée de la grossesse, souvent même dès le début de la conception, il se fait, dans la glande du sein, un travail préparatoire, d'où résulte une certaine quantité de matière visqueuse, jaunâtre, que l'on peut faire sortir par une pression modérée, exercée avec ménagement sur l'organe; c'est à ce lait encore imparfait que l'on a donné en médecine le nom de *colostrum*; quelquefois cette humeur est tellement abondante, qu'elle s'écoule naturellement et d'elle-même par le mamelon.

Or, j'ai constaté qu'il existe un rapport à peu près constant entre la nature de ce liquide, sécrété pendant la grossesse, et le lait tel qu'il est fourni après l'accouchement; en d'autres termes, l'examen du *colostrum* et de ses principaux caractères permet de prévoir ce que sera la sécrétion du lait, quelles seront ses qualités essentielles et son abondance; il n'y a rien là qui doive surprendre, car c'est le même organe qui produit le lait et le colostrum, et il est assez simple de trouver une relation entre ces deux liquides.

Cette loi est tellement générale, qu'elle souffre à peine deux ou trois exceptions dans soixante observations recueillies chez les femmes dans les diverses conditions d'âge, de tempérament, etc.; il est entendu que j'élimine les accidents qui peuvent survenir à la suite des couches, tels que les maladies générales ou locales qui viennent déranger l'ordre des fonctions, et, en particulier, la sécrétion lactée.

Des propriétés du colostrum et des différences que présentent les femmes sous ce rapport. — A quels caractères reconnaît-on dans le colostrum les propriétés futures du lait qui doit lui succéder? Je divise les femmes, sous le rapport de la sécrétion du colostrum, en trois catégories : dans la première se rangent celles chez lesquelles, à quelque époque de la grossesse que l'on fasse cet examen, la sécrétion du colostrum est si peu abondante que l'on peut à peine en obtenir une goutte ou une demi-goutte, par la pression la plus soigneusement exercée sur la glande mammaire et le mamelon [1] ; dans ce cas le lait sera, presque à coup sûr, en petite quantité après l'accouchement, pauvre et insuffisant pour la nourriture de l'enfant.

La seconde catégorie comprend les femmes qui sécrètent un colostrum abondant, mais fluide, aqueux, coulant facilement, semblable à une légère eau de gomme [2], et *ne présentant pas des stries de matière jaune, épaisse et visqueuse :* les femmes offrant ce caractère peuvent avoir du lait en plus ou moins grande

[1] Si on joint l'observation microscopique à cet examen, on verra que ce colostrum contient très-peu de globules laiteux, petits, mal formés, et un très-petit nombre des corps granuleux propres à ce fluide.

[2] Ce colostrum est également pauvre en globules laiteux proprement dits, en corps granuleux, et il semblerait qu'il est étendu et délayé avec de l'eau.

quantité, quelquefois abondant, quelquefois rare, mais leur lait est toujours pauvre, aqueux et très-peu substantiel.

Enfin, lorsque la sécrétion du colostrum chez une femme grosse de huit mois, par exemple, est assez abondante, que l'on en obtient facilement plusieurs gouttes dans un verre de montre, surtout lorsque ce fluide contient une matière jaune plus ou moins foncée, plus ou moins épaisse, tranchant par sa consistance et par sa couleur avec le reste du liquide dans lequel elle forme des stries distinctes[1], on a la presque certitude que la femme, dans ces conditions, aura du lait en suffisante quantité, que ce lait sera riche en principes nutritifs, et qu'il jouira, en un mot, de toutes les qualités essentielles.

Il suffit donc, pour faire l'examen dont il s'agit, d'extraire une certaine quantité de colostrum, et d'observer à quelle classe il appartient, d'après les caractères indiqués ci-dessus : c'est assurément le meilleur moyen auquel on puisse avoir recours pour s'assurer d'avance si une femme aura, sous le rapport du lait, les qualités nécessaires à une bonne nourrice, et si elle peut entre-

[1] L'observation microscopique démontre que ce colostrum est riche en globules laiteux, déjà bien formés, d'une bonne grosseur, sans mélange de globules muqueux, et qu'il contient également une plus ou moins grande quantité de corps granuleux.

prendre de nourrir son enfant avec des chances de succès. Cet examen a particulièrement de l'intérêt pour les femmes qui désirent allaiter elles-mêmes leurs enfants ; il pourrait être fait à diverses époques de la grossesse, mais il sera surtout utile vers le huitième mois ; il restera encore assez de temps jusqu'au moment de l'accouchement, pour prendre un parti suivant les circonstances.

Il est bon de savoir que quelques causes accidentelles, telles que le froid ou une certaine appréhension de la femme, pourraient contrarier momentanément les résultats de l'expérience.

CHAPITRE II

DE L'ALLAITEMENT MATERNEL

Avantage de l'allaitement maternel; préférence accordée aux mères. — Tout en me renfermant dans les limites raisonnables que prescrivent la prudence et l'expérience, je me montrerai plus facile en faveur des mères qui entreprennent de nourrir elles-mêmes leurs enfants, qu'à l'égard des nourrices proprement dites. Ce principe n'est pas le résultat d'une doctrine systématique, ni d'une exagération des sentiments de la nature et de l'amour maternel : je n'ai d'autre règle et d'autre but que l'intérêt de l'enfant et celui de la mère elle-même qui ne peut en être séparé.

Il est donc bien des mères que je n'accepterais pa.

comme nourrices pour allaiter d'autres enfants que les leurs, et que je crois parfaitement bonnes pour nourrir leurs propres enfants, et souvent même préférables aux meilleures nourrices étrangères.

J'admets volontiers que sous le rapport du calme et d'une sorte d'indifférence, précieuse, dit-on, pour donner un lait bienfaisant à l'enfant, les nourrices étrangères offrent des avantages; mais, à part ces qualités qu'on s'exagère un peu trop, je n'exigerai pas de la mère la même apparence de force, la même abondance de lait même, que je veux trouver dans la nourrice dont je fais choix; l'expérience journalière démontre que ce n'est pas tout que d'avoir beaucoup de lait et de la meilleure nature, mais qu'il faut encore savoir le bien donner, distribuer les repas de l'enfant avec intelligence; et on se tromperait fort si on espérait pouvoir diriger à volonté la plupart des nourrices à cet égard; on verra combien le plus grand nombre est difficile à gouverner.

Des conditions relatives à la constitution et à la santé. — La question de l'allaitement ne résidant pas entièrement dans les qualités du lait, on ne saurait prendre trop de précautions pour s'assurer de l'état de la santé générale, soit qu'il s'agisse d'une nourrice, soit qu'il s'agisse de la mère elle-même; mais il est toujours plus facile au médecin d'avoir des renseignements positifs sur l'état antérieur, sur la vie tout entière, sur la constitution générale de la famille, à l'égard de la mère propre de l'enfant, qu'à l'égard d'une nourrice étrangère, toujours plus ou moins intéressée à tromper ; autant il est nécessaire de soumettre les nourrices à l'examen le plus scrupuleux, de se tenir avec elles dans un état de réserve et presque de suspicion, de ne croire qu'à ce dont on peut s'assurer par soi-même, autant les garanties morales peuvent offrir de sécurité à l'égard des mères.

Il est difficile de définir d'une manière précise quelles sont les conditions de santé que doit présenter une mère qui se dispose à nourrir, et qu'elles sont celles qui excluent absolument l'allaitement de sa part ; c'est moins une apparence de force extérieure et une santé robuste et immuable que l'on doit exiger, qu'une bonne constitution, c'est-à-dire une constitution irréprochable sous le rapport des affections héréditaires qui peuvent compromettre l'enfant, ou qui peuvent prendre, sous l'influence de l'allaitement, un développement et un degré d'activité capables de nuire à la mère.

Si on ne devait accorder la faculté de nourrir qu'aux mères douées d'une force et d'une santé aussi robustes que celles qu'on recherche dans les nourrices étrangères, il faudrait à peu près renoncer à voir les femmes du monde allaiter jamais leurs enfants ; car il est très-rare de rencontrer ces conditions dans les femmes habitant les grandes villes, et surtout parmi celles de quelques-unes des classes de la société ; mais il y a tant de compensation à leur infériorité sous ce rapport relativement aux nourrices étrangères, qu'il est bon de mettre une certaine mesure dans les exigences, et de ne pas pousser la sévérité à l'excès ; rien n'est plus commun, en effet, que de voir, à Paris même, des femmes d'une force moyenne, dont la santé n'est pas toujours à l'abri d'une foule de ces petits inconvénients qui semblent inhérents à une certaine position sociale, posséder néanmoins les qualités essentielles comme nourrices, et allaiter avec le plus grand succès, sans éprouver aucune détérioration dans leur propre santé ; il serait assurément fâcheux, et pour la mère et pour l'enfant, de contrarier le penchant que ces femmes éprouvent à nourrir et de priver l'enfant de sa nourrice naturelle : ce serait tomber, par excès de précaution, dans un autre ordre d'inconvénients, ou du moins se priver d'avantages réels et précieux ; on doit également s'éloigner, en pareille matière, d'un esprit de système exclusif, favorable ou défavorable à l'allaitement maternel ; mais on peut dire que la présomption doit d'abord être en faveur de la mère.

Si donc il n'existe dans la famille de la mère, ni chez elle-même, aucune affection dartreuse, scrofuleuse, si on ne redoute aucune disposition à la phthisie pulmonaire, si le tempérament n'est point par trop lymphathique, s'il n'y a aucune tendance à quelque maladie chronique, que la mère soit douée d'une force moyenne et d'un embonpoint ordinaire, que l'appétit soit bon et que les fonctions digestives s'exécutent bien, que les forces se réparent convenablement par la nourriture et par le sommeil, que le lait soit de bonne nature et en suffisante quantité[1], non-seulement l'allaitement maternel peut être permis, mais il doit être conseillé, encouragé, et la meilleure nourrice sera, dans ce cas, la mère elle-même.

Mais ce qui trompe beaucoup de jeunes femmes et ce qui leur fait souvent illusion sur les forces qu'elles se supposent, c'est l'abondance de leur lait pendant les premiers temps qui suivent l'accouchement : elles se livrent avec ardeur à leur désir d'allaiter, et elles se croient d'excellentes nourrices, parce que le lait afflue momentanément dans leurs seins ; mais cette abondance au début n'est pas une grande garantie ; les femmes les moins bien partagées produisent d'abord du lait en assez grande proportion, et il est rare que la sécrétion

[1] Je traiterai, au chapitre des nourrices, la question du lait dans toute son étendue, et ce que j'en dirai alors s'appliquera aussi bien aux mères qui nourrissent elles-mêmes qu'aux nourrices proprement dites.

n'ait pas une certaine activité dans les premiers temps, chez toutes les femmes bien ou mal constituées, bien ou mal organisées ; un lait pauvre et séreux suffit d'ailleurs à peu près aux premiers besoins de l'enfant ; aussi, les commencements de la nourriture n'offrent-ils pas ordinairement de difficultés sérieuses ; tout semble bien aller ; et les embarras n'arrivent qu'après un certain temps ; ce n'est guère qu'au bout d'un mois, de six semaines, qu'on s'aperçoit de la diminution du lait, et on ne manque pas d'attribuer cet effet à une cause accidentelle, à un malaise momentané, à une émotion passagère : on se rassure, sans songer que c'est déjà un bien mauvais indice pour une nourrice que d'être influencée par des circonstances aussi légères ; mais, le lait continuant à diminuer tandis que les besoins de l'enfant s'accroissent, on ne tarde pas à voir survenir des accidents, une série d'inconvénients sur lesquels nous aurons occasion de revenir.

Du zèle inconsidéré des jeunes femmes qui entreprennent de nourrir, et des ménagements qu'elles doivent garder. — Toutes les femmes qui nourrissent doivent se ménager, mais les ménagements sont surtout nécessaires aux femmes d'une constitution quelque peu délicate.

Beaucoup de jeunes mères se perdent par un excès de zèle mal entendu ; de ce qu'elles se sentent capables de nourrir, de ce qu'elles ont l'assentiment du médecin qui les dirige, elles en concluent qu'il n'y a pour ainsi dire pas de bornes à leurs forces. Voulant faire leur devoir en conscience, elles se traitent comme des nourrices robustes qui font leur métier; elles ne se ménagent ni la nuit ni le jour, et, à ce train, beaucoup d'entre elles ont bientôt le chagrin de voir leurs forces s'épuiser et leur lait tarir ; au lieu de faire les femmes fortes, les femmes du monde qui veulent fournir jusqu'au bout leur carrière de nourrices devraient songer qu'elles n'ont ni un excès de vigueur, ni une surabondance de lait à dépenser; il faut donc qu'elles se soumettent à de certaines précautions.

Posons un principe général d'où sortent naturellement des conséquences faciles à saisir pour tout le monde ; il est indispensable qu'une nourrice répare la déperdition qu'elle fait chaque jour, et c'est dans la nourriture et dans le sommeil qu'elle doit puiser les forces et la substance nécessaires à l'alimentation de son enfant; toute nourrice donc qui n'a pas d'appétit et qui digère mal, est bientôt épuisée, et c'est un avertissement qu'il ne lui est pas permis de négliger.

De la nécessité d'un bon sommeil. — Mais ce que je dis de la nourriture, je le répète avec bien plus d'insistance du sommeil; le sommeil, et un sommeil calme, profond, suffisamment prolongé, est encore plus nécessaire à la réparation des forces que la nourriture elle-même; on voit *quelques* femmes ayant peu d'appétit, mangeant peu pendant tout le temps de l'allaitement, et qui sont cependant assez bonnes nourrices, dont les enfants profitent et s'élèvent assez bien; mais je ne crains pas d'affirmer que le défaut de sommeil, qu'un sommeil imparfait, entraîne inévitablement et rapidement la perte des forces et du lait, surtout chez les femmes du monde, d'une constitution toujours plus ou moins nerveuse; c'est là, il n'en faut pas douter, l'une des causes les plus fréquentes des accidents qui forcent un grand nombre de jeunes femmes à renoncer à la nourriture de leur enfant; nous allons voir, en effet, que la plupart d'entre elles sont loin de prendre les meilleurs arrangements, et entreprennent une tâche qui reste par là au-dessus de leurs forces.

Dans leur ardeur, et poussées par une sorte de vanité maternelle, les jeunes mères veulent donner à teter à chaque instant, le jour et la nuit, à toute heure, et se font réveiller dans la crainte de laisser pâtir leur enfant; ce zèle indiscret ne peut manquer d'être fatal, et il ne tarde pas à porter ses fruits.

De l'allaitement pendant la nuit. — La première règle, pour les femmes du monde qui veulent nourrir, est de renoncer à allaiter pendant la nuit; nous écrivons pour le plus grand nombre et non pour quelques exceptions fort rares dans les villes, où il se trouve quelquefois des femmes doués de toute la force et de toute la vigueur de santé des plus robustes paysannes ; cette précaution est essentielle, non-seulement pour la mère qui ne demanderait souvent pas mieux que de se sacrifier, mais aussi pour l'enfant, car le sacrifice de la mère retombe bientôt tout entier sur le nourrisson, tandis qu'il profite de tout ce qui profite à la mère elle-même. C'est donc dans l'intérêt de l'enfant que je recommande généralement de suspendre l'allaitement pendant la nuit.

On se tromperait si on pensait que les enfants souffrent de ce régime, et qu'ils profitent moins bien ; loin de là, le sommeil ne leur est pas moins nécessaire qu'à la mère, et c'est, dans tous les cas, une très-bonne habitude à leur faire prendre que de leur apprendre à dormir de suite, pendant un certain temps, et sans se réveiller à de trop courts intevalles.

Est-il nécessaire de dire qu'il ne s'agit pas de la nuit dans toute son étendue, pendant toute sa durée, quelque longue qu'elle soit, et en la prenant, soit en été, soit en hiver, depuis le moment où le soleil se couche, jusqu'à celui où il reparaît sur l'horizon ; il est évident qu'une pareille interprétation serait absurde.

Ce que je veux, c'est que la mère ait au moins six à sept heures de sommeil suivi, non interrompu, depuis onze heures du soir ou minuit, par exemple, jusqu'à six ou sept heures du matin ; la mère pourra donc donner une dernière fois à teter un peu plus ou un peu moins de temps avant de s'endormir, et recommencer le lendemain de bonne heure, sans renoncer, bien entendu, à prendre ensuite un supplément de sommeil si cela est dans ses habitudes, ou si elle en sent le besoin.

Des moyens de suppléer au lait de la mère pendant la nuit. — Mais l'enfant restera-t-il, si jeune qu'il soit, et dès les premiers jours de sa naissance, pendant ce long espace de temps sans rien prendre? Non, sans doute; on suppléera au lait de la mère par du lait de vache coupé toutes les fois qu'il se réveillera, et cela n'arrivera pas plus de deux ou trois fois dans la nuit si sa santé est bonne. Nous verrons quelle conduite on devra tenir dans les circonstances accidentelles, et en cas d'indisposition ou de maladie.

On entrevoit que cette méthode comprend dans ma pensée une autre condition.

De l'inconvénient de faire coucher l'enfant près de la mère. — Loin d'approuver l'usage adopté par beaucoup de mères pleines de dévouement et de tendresse, de faire coucher leurs enfants près d'elles, je suis si convaincu de la nécessité de ménager autant que possible leur sommeil et leur repos pendant la nuit, que je ne puis trop recommander, toutes les fois que la chose pourra se faire, que l'état de la fortune et la disposition de l'habitation le permettront, de tenir l'enfant éloigné de sa mère pendant la nuit; je sais toute la répugnance que l'on éprouve, souvent même dans les familles les plus riches, les mieux entourées et les mieux servies, à confier à une femme étrangère, à une bonne, l'enfant que l'on ne voudrait pas perdre de vue un seul instant; mais il y a encore de l'exagération dans les craintes que l'on conçoit sur ce point; il faut bien, tôt ou tard, dans une multitude de circonstances, mettre ses enfants entre des mains étrangères, et le péril n'est pas plus grand à cette époque de la vie qu'à toute autre; toute la question est de bien choisir les gens qui nous servent, et d'exercer sur eux une surveillance ferme et active; et comme en définitive, il n'est pas de mère si empressée, si dévouée, qui puisse suivre son enfant en tout lieu, qui ne soit de temps en temps forcée, pour peu que sa position l'appelle dans le monde, de l'abandonner pour quelques moments à des mains étrangères, ce n'est pas un mal que de faire peser, dès le principe, la responsabilité sur la bonne avec laquelle l'enfant passera une partie de son jeune âge.

Des fatigues de l'allaitement. — L'intérêt de l'enfant ne peut pas nous oocuper seul dans ce chapitre, la mère a droit aussi à nos conseils, et c'est pourquoi nous avertirons les jeunes femmes qui entreprennent de nourrir, ainsi que leurs familles, que les nourrices se divisent en deux classes : les unes ne sont bonnes nourrices qu'à leur détriment, c'est-à-dire qu'elles fournissent à leur enfant une nourriture abondante, substantielle, dont il profite d'abord assez bien, mais en s'épuisant elles-mêmes ; pour celles-ci, l'allaitement est une fatigue, qui ne nuit pas toujours à l'enfant, mais qui peut les compromettre elles-mêmes, et qui demande la plus grande surveillance. Cette disposition est quelquefois telle, qu'elle doit suffire pour faire renoncer à l'allaitement. Les autres, au contraire, sont bonnes nourrices de toute manière : loin de ressentir aucune fatigue ni aucun malaise, il semble que cette fonction soit favorable à leur santé ; ces dernières sont les seules qui méritent véritablement le nom de bonnes nourrices. Il faut savoir se rendre justice, ne pas se laisser entraîner par ce que nous avons appelé la vanité maternelle, et comprendre que les mères ont d'autres devoirs à remplir envers leurs enfants que celui de l'allaitement, parmi lesquels le plus important est de se conserver pour eux.

Importance de cesser immédiatement l'allaitement dans certaines circonstances. — Il est des cas dans lesquels on ne peut trop se hâter de cesser l'allaitement ; j'ai eu l'occasion d'observer trois faits remarquables, qui montrent que, dût-on agir d'autorité, il ne faut pas hésiter, en pareille circonstance, à enlever l'enfant à la mère pour le donner à une nourrice.

Une jeune dame très-blonde, bien portante et d'une bonne constitution, quoique un peu molle, nourrissait pour la troisième fois et avec succès pour l'enfant. Tout à coup cette jeune femme se sentit comme épuisée, sa peau devint habituellement chaude, il y eut de la toux, de l'oppression, des sueurs nocturnes, les forces diminuèrent à vue d'œil, et en moins de quinze jours elle présenta les symptômes généraux de la phthisie pulmonaire. L'allaitement fut immédiatement interrompu, et dès que la sécrétion lactée fut tarie, tous les accidents disparurent, et la santé se rétablit ; depuis trois ans, elle n'a pas cessé d'être excellente et aucun signe suspect n'a reparu.

Une femme de quarante ans, portière dans la maison que j'habite, ayant successivement perdu tous ses enfants qu'elle avait mis en nourrice, se décida à nourrir elle-même le dernier qui lui vint à cet âge; cette femme, vigoureuse et bien constituée, était ardente à l'ouvrage et remplie de dévouement et de cœur. Elle se livra à l'allaitement de son enfant avec une sorte de fureur. A neuf mois elle lui donnait encore à teter quinze à vingt fois par jour.

Arrivé à un état de maigreur extrême, elle est tombée tout à coup dans un état de faiblesse d'où rien n'a pu la relever; deux jours après, cette pauvre femme mourait exténuée.

Enfin, j'ai vu, avec plusieurs médecins distingués de Paris, une femme jeune encore qui, après avoir mis cinq enfants au monde, et les avoir tous nourris avec le plus grand succès, fut prise en allaitant le sixième d'accidents nerveux, de syncope, et d'une faiblesse générale telle, qu'il sembla plusieurs fois qu'elle allait succomber. Elle renonça aussitôt à nourrir, mais ce n'est que longtemps après, avec beaucoup de repos et de soins, qu'elle a pu retrouver les forces et la santé.

La détermination de nourrir doit être volontaire et spontanée. — Tout ce qui précède ne s'applique qu'aux mères qui ont véritablement le désir de nourrir elles-mêmes leurs enfants ; car, une semblable détermination ne doit jamais se prendre par contrainte ou par complaisance, et les femmes qui ne se sentent ni le goût ni la vocation nécessaires pour être les nourrices de leurs enfants, doivent y renoncer ; je ne suis nullement d'avis que les familles, que les maris même, cherchent à exercer une trop grande influence à cet égard, à obtenir, à force de sollicitations et par une sorte de contrainte morale, ce qui n'est pas naturellement dans le penchant de celle qui est le plus directement intéressée à la question ; il n'est pas de résolution qui demande plus de liberté, plus de spontanéité que celle-ci, car il est à craindre que l'on n'exécute mal ce que l'on n'aura pas entrepris volontiers : il ne faut pas se dissimuler qu'il existe des mères et de très-bonnes mères qui ne se sentent aucune inclination pour les soins que réclame le jeune âge, ni surtout pour l'allaitement ; on aurait tort de conclure de là que de telles mères sont nécessairement des femmes dénaturées, incapables de dévouement et d'amour sincère pour leurs enfants ; ce serait une application exagérée de principes qui mènerait souvent à mal interpréter les sentiments réels du cœur et à juger trop sévèrement une disposition très-insignifiante en elle-même ; j'avoue même que, dans bien des cas, je préférerais un peu moins d'enthousiasme de la part de certaines jeunes mères, qui, dans un premier moment d'ardeur, se laissent entraîner au delà de ce qu'elles sont véritablement capables d'accomplir, et dont le zèle ne se soutient pas longtemps au niveau de cette première impulsion.

L'allaitement maternel donne lieu à moins d'embarras que l'allaitement par les nourrices. — Toutefois, je me permettrai de donner quelques avis à celles qui ne sont décidées ni dans un sens ni dans un autre, et qui n'ont pas de parti pris.

Les embarras et les difficultés qu'entraîne l'allaitement peuvent contribuer à la répugnance qu'éprouvent quelques femmes à se charger de la nourriture de leur enfant ; elles pensent que cet embarras et ces difficultés cesseront pour elles du moment où elles auront une nourrice pour les remplacer. Rien ne paraît plus simple au premier abord que de donner une nourrice à un enfant, et que de se décharger sur elle de presque tous les soins qu'il exige ; la difficulté semble alors se réduire à faire un bon choix et à exercer une surveillance convenable ; mais c'est là une illusion et une erreur que vient trop souvent démentir la pratique, et il est nécessaire d'avertir les jeunes femmes qu'elles n'échapperont pas, quoi qu'elles fassent, aux mille inconvénients que présentent la plupart des nourrices mercenaires ; c'est, il faut le dire, un véritable fléau le plus souvent que d'avoir affaire à une nourrice étrangère, et il faut s'attendre, quand on prend ce parti, à des contrariétés, à des soucis, à des embarras non moins grands que ceux que l'on rencontre en prenant tout sur soi ; les difficultés sont les mêmes dans un cas que dans l'autre, et il est si rare de trouver une nourrice telle qu'on la désire, que je ne crains pas d'avancer, que le meilleur moyen de s'affranchir, autant que cela est possible, des embarras de l'allaitement, est de s'en charger soi-même. En ne considérant donc la question que de ce point de vue, je n'hésite pas à dire que la mère qui nourrit elle-même échappe à beaucoup de tracas et d'ennuis. Une nourrice est une nécessité qu'il faut savoir accepter, mais non choisir de préférence, quand aucune raison importante ne vous l'impose.

Des conditions morales d'une nourrice. — Les conditions physiques ne sont pas les plus difficiles à déterminer, et la question devient plus délicate encore quand il s'agit de définir les qualités morales que doit présenter une bonne nourrice. On n'attend pas de moi que je trace des règles fixes et invariables à ce sujet.

On peut dire d'une manière générale que ce qui manque le plus souvent aux jeunes femmes dans l'éducation de leurs enfants, c'est le calme et le sang-froid ; à défaut de cette direction simple et ferme qu'elles recevaient autrefois des croyances religieuses qui gouvernaient les familles, nous devons réclamer d'elles un peu de confiance dans les lumières de la science. Tâchons donc de les éclairer sur leurs véritables intérêts, sur ceux de leurs enfants surtout ; c'est, à notre avis, le meilleur moyen de leur faire bien comprendre leurs devoirs, et de les mettre à même de les pratiquer.

On ne peut trop répéter que l'éducation physique des enfants, comme leur éducation morale, exige de continuels sacrifices, mais bien moins encore comme on l'entend généralement, le sacrifice de son repos, de ses plaisirs, de sa liberté, de ses jouissances, que le sacrifice de ses penchants, de ses inclinations et des premiers mouvements du cœur, si difficiles à réprimer dans une âme tendre et dans une organisation nerveuse ; il est aussi nécessaire de savoir régler les soins maternels envers un enfant, pour lui constituer un bon tempérament et une bonne santé, que de savoir diriger ses instincts et gouverner son esprit, pour former son caractère et développer ses bons sentiments; mais pour cela, il faut l'aimer avant tout pour lui-même, dans l'intérêt de son avenir encore plus que du moment présent, et se bien garder d'exercer à ses dépens une sensibilité de cœur excessive, de céder à des faiblesses douces à satisfaire, mais dangereuses pour l'enfant, ou bien d'acheter le repos par un laisser aller dont les funestes effets retombent sur lui-même.

Ces considérations, auxquelles je ne veux toucher ici qu'en passant, se présentent déjà pour l'allaitement comme pour toutes les questions relatives à l'éducation du premier âge; mais ce n'est pas le lieu d'y insister en ce moment. Il suffit de dire que la mère doit avoir assez d'ordre et de calme dans la tête, pour mettre un peu de cet ordre et de ce calme dans l'accomplissement de ses fonctions et pour ne pas s'agiter et s'inquiéter à propos des moindres circonstances. L'allaitement demande à être conduit avec une certaine méthode ; il doit avoir lieu à des intervalles autant bien réglés que possible [1], et il faut savoir résister aux caprices qui se ma-

[1] Je tracerai les règles à cet égard, au chapitre du régime et de la nourriture en général.

nifestent de si bonne heure, éviter les mauvaises habitudes, et quand on s'est assuré qu'un enfant a tout ce qu'il lui faut, qu'il a suffisamment teté et qu'il ne souffre pas [1], le distraire et savoir même supporter ses cris sans céder à de nouvelles exigences; ce dernier point est tellement essentiel, que je ne crains pas d'en faire un véritable axiome en disant : que *toute mère, qui ne sait pas supporter les cris de son enfant, est incapable de faire une bonne éducation.*

Les cris de l'enfant sont d'abord une fonction pour lui aussi nécessaire à exercer de temps en temps que toute autre ; et de plus, on peut être assuré que du moment où l'on ne sait pas prendre assez sur soi pour entendre ses cris, quand il le faut, sans impatience, sans trouble, sans effroi, sans vouloir les faire cesser à tout prix, par tous les moyens possibles, en donnant le sein à l'enfant quand il le réclame sans besoin, et plus tard, en lui accordant tout ce qu'il demande, que dès cet instant l'empire si nécessaire à conserver sur lui est perdu ; il n'y a plus d'espoir de faire convenablement son éducation physique, pas plus que son éducation morale ; ce n'est plus la mère qui gouvernera son enfant, c'est elle qui sera gouvernée par lui ; j'aurai plus d'une fois

[1] Il suffit d'une épingle mal placée et qui pique l'enfant, pour causer quelquefois beaucoup de désordre.

l'occasion, dans la suite de cet ouvrage, de revenir sur cette proposition essentielle, fondamentale, et dont ce traité ne sera pour ainsi dire que le développement et le commentaire : il est aussi impossible, souvent même aussi nuisible de chercher à consoler toutes les douleurs de l'enfance, à lui épargner tous les chagrins, que de prétendre éviter ou guérir immédiatement toutes les incommodités, tous les petits maux auxquels elle est sujette. La patience et la réserve sont aussi nécessaires dans un cas que dans l'autre : on fait beaucoup de mal sans aucun bien réel, en voulant résister à cette loi de la nature, et de plus on entreprend une œuvre impossible; il en est des peines de l'enfance comme de certaines infirmités qu'il est plus dangereux de vouloir guérir que de supporter.

CHAPITRE III

DE L'ALLAITEMENT PAR LES NOURRICES

Choix d'une nourrice. — Si la mère renonce à nourrir elle-même, il faut s'occuper du choix de la nourrice ; on n'apporte pas à ce choix toutes les précautions convenables, bien moins, sans doute, par indifférence et par négligence que par suite de l'ignorance où l'on est dans le monde des conditions essentielles que l'on doit rechercher dans les nourrices, et des inconvénients qui sont à craindre ; notre devoir est d'éclairer les familles en attaquant aussi bien les préjugés répandus parmi elles, leur peu de soin de ce qui est véritablement important, leurs exigences souvent capricieuses, que les supercheries des nourrices elles-mêmes, leurs défauts et les dangers qu'elles présentent.

Le choix d'une bonne nourrice est dans tous les cas chose très-difficile, et rien n'est plus rare que de rencontrer dans les femmes qui s'offrent pour remplir cette importante fonction, dans celles surtout qui viennent à Paris faire ce métier, les conditions et les garanties que l'on est en droit d'exiger; mais la difficulté est encore augmentée par les idées fausses qu'ont la plupart des mères; elles attachent souvent plus de prix aux qualités accessoires qu'aux qualités importantes et essentielles. Le choix d'une nourrice est pour beaucoup d'entre elles une affaire de goût, et les apparences extérieures l'emportent fréquemment sur le fond même; on se laisse volontiers séduire par la bonne mine, par une physionomie agréable, par le costume même, et il n'est pas rare qu'un beau bonnet normand ait décidé du choix en pareil cas.

Je ne blâme pas le désir d'avoir une nourrice de belle apparence et d'une physionomie qui plaise; les qualités essentielles, la bonne santé, la force de la constitution, s'accordent assez bien avec les caractères extérieurs, et il est bon que la nourrice soit agréable à la mère, afin qu'elle ne devienne pas un objet d'antipathie; cela importe aux bons rapports qui doivent exister, pour le bien même de l'enfant, entre la mère et la nourrice ; on confie volontiers son enfant à une femme dont la physionomie plaît, et l'expression du visage n'est pas indifférente pour juger le moral, pas plus que la *bonne mine*, pour apprécier la santé ; mais il ne faut pas s'abandonner à ses préventions, ni mettre le médecin que l'on consulte dans l'impossibilité de satisfaire à trop d'exigences minutieuses sans sacrifier les conditions principales. J'apprécie beaucoup une nourrice, non pas jolie, cette condition ne doit jamais être recherchée, elle est plus à craindre qu'à envier, mais d'une figure agréable, pourvu que sa constitution et sa santé soient irréprochables, et qu'elle soit bien fournie de lait et de bon lait ; j'insiste sur ce point, car on ne saurait croire combien on se montre facile et négligent sur cet article fondamental, à l'égard des nourrices dont l'extérieur plaît.

Et, en cela, je n'accuse pas les jeunes femmes du monde ; ne sachant pas en quoi consistent les qualités réellement essentielles des nourrices, ni les différences qui peuvent exister pour le fond de l'une à l'autre, en dépit des apparences ; ne se doutant pas, le plus souvent, des inconvénients graves qu'elles ont à redouter, elles suivent volontiers leur penchant, persuadées qu'il est indifférent pour l'enfant de choisir l'une ou l'autre, entre des nourrices qu'elles croient également bonnes ; et c'est ainsi que d'excellentes nourrices sont souvent repoussées par des motifs fort légers, pour un petit défaut extérieur, pour une nuance de teint ou de cheveux tout à fait insignifiante, et qu'on leur préfère une nourrice plus gentille et plus capable de bien représenter et de satisfaire l'amour-propre, sans tenir assez compte de la constitution, des qualités du lait et de quelques circonstances importantes que nous mentionnerons plus loin.

On dira, sans doute, que le choix de la nourrice se fait ordinairement avec le concours du médecin auquel on a donné sa confiance, et que les familles n'ont rien de mieux à faire que de s'en rapporter à ses lumières et à ses conseils. Cela est vrai, mais il faut prendre garde de multiplier inutilement les difficultés et les embarras du choix déjà très-difficile dont on le charge.

Est-il exact, d'ailleurs, que l'avis du médecin soit suivi avec scrupule? La pratique démontre tous les jours le contraire; on se fait, encore une fois, si peu d'idée du soin qu'il faut apporter au choix d'une nourrice, des connaissances et de l'attention que ce choix exige pour être bien fait, que l'on accepte des nourrices de tout le monde : et c'est bien plus souvent telle ou telle relation qui détermine la préférence, tel renseignement puisé aux sources les plus incertaines et les moins éclairées, que l'examen sérieux et le conseil du médecin.

Les médecins eux-mêmes, il faut le dire, sont peu

empressés de se charger de ce soin ; connaissant la difficulté d'un pareil choix, ils n'en acceptent pas volontiers la responsabilité. Les familles sont donc à peu près sans guide et sans principes pour se conduire en cette affaire; aussi n'est-il pas rare de voir remplacer une mère ayant tout ce qu'il faut pour allaiter convenablement son enfant, par une nourrice qui ne la vaut pas à beaucoup d'égards. Qu'il nous suffise de dire, en terminant ces généralités, qu'il en est de l'organe sécréteur du lait comme des autres organes placés, pour ainsi dire, en dehors de l'économie et ne jouant pas un rôle important dans les fonctions essentielles à la vie : la bonne conformation de ces organes n'étant pas nécessairement liée à l'état général, il en résulte que la femme la mieux portante et la mieux constituée peut être très-mal partagée du côté de la glande mammaire et de la sécrétion du lait, absolument comme on peut être doué de force et de santé avec de mauvais yeux, ou un odorat peu développé ; un mauvais estomac ou une poitrine délicate détruisent, on le conçoit, l'équilibre, tandis qu'une sécrétion lactée imparfaite se rencontre avec la meilleure constitution et la santé la mieux établie ; de là l'absolue nécessité d'examiner avec un soin particulier l'état de cette fonction et les qualités de son produit chez les nourrices auxquelles on veut confier la nourriture des enfants.

Quant à l'ensemble de la santé et de la constitution, je montrerai que l'on ne peut pas pousser trop loin le scrupule et la sévérité. Je ne puis pas oublier qu'après avoir choisi, dans une occasion importante, une nourrice, en apparence modèle, à la campagne, au milieu de la plus belle famille, une nourrice à laquelle l'un des médecins les plus célèbres de Paris avait confié un de ses enfants, et qui en avait nourri un autre dans une bonne famille; qu'après avoir reçu l'assurance que cette femme n'avait jamais été malade, qu'elle ne portait pas sur le corps la moindre trace d'une affection quelconque, et qu'on ne lui trouverait pas même un bouton ; qu'après avoir, en un mot, recueilli les meilleurs renseignements sur son compte, on découvrit, en la visitant, trois cicatrices scrofuleuses sur l'un de ses membres ; et cela n'est rien en comparaison d'autres exemples beaucoup plus redoutables encore.

Des qualités du lait et des moyens de les constater. — La première chose à faire, quand il s'agit de choisir une nourrice, est de s'assurer qu'elle possède un lait de bonne nature, riche en éléments nutritifs, pur dans sa composition et suffisamment abondant.

De tout temps on s'est préoccupé de cette question, et divers procédés ont été proposés pour s'assurer des bonnes qualités du lait ; mais ces procédés sont trop insignifiants, pour mériter aucune confiance de la part des médecins et des personnes éclairées; aussi sont-ils abandonnés et relégués parmi les remèdes de bonne femme. Qui voudrait aujourd'hui se prononcer d'après l'aspect d'une goutte de lait placée sur l'ongle, ou dans une cuiller d'argent, ou d'après la manière dont ce liquide supporte l'ébullition? Personne n'entreprend sérieusement ces expériences, et s'il arrive que l'on soumette le lait d'une nourrice à cette épreuve, c'est pour satisfaire des préjugés qui ne sont pas encore entièrement détruits, et pour calmer, par une apparence d'examen, des inquiétudes et des craintes mal fondées.

Je n'ai pas la prétention de résoudre entièrement le problème et de lever toutes les difficultés : quand il s'agit de l'organisation et de ses produits, il n'est guère possible d'arriver à un résultat absolu ; la nature vivante nous échappe toujours par quelque côté, et nous ne pouvons pas espérer de pénétrer tous ses mystères : il y a sans doute pour le lait des nuances infinies qu'il ne nous est pas donné d'apprécier, et il est possible que ce liquide renferme quelquefois des principes insaisissables, qui, semblables au virus, ne peuvent être décelés par aucun des moyens de la science. Après un examen rationnel et scrupuleux, il restera encore des points douteux, et il arrivera, par exemple, dans quelques circonstances rares, que de deux laits également bons en apparence, l'un réussira mal à un enfant, tandis que l'autre produira de bons effets, sans que l'on puisse se rendre matériellement compte de cette différence ; mais il n'en est pas moins vrai que dans le plus grand nombre des cas, on est en mesure aujourd'hui de résoudre les questions essentielles. Les moyens d'analyse qui sont à notre disposition nous mettent à même d'aller plus loin qu'on ne le faisait jadis; ces moyens sont fondés sur une connaissance plus exacte des parties constituantes du lait et des substances qui peuvent en altérer la pureté, sur les progrès de la science et sur le perfectionnement des procédés qu'elle emploie. Pourrait-on prétendre qu'un examen plus approfondi et plus intime de la composition du lait et de ses propriétés ne soit pas préférable à une observation superficielle et tout extérieure ?

Composition du lait à l'état normal. — Il est nécessaire de donner quelques notions sur la composition du lait, de faire connaître les principaux éléments qui le constituent; je demande pardon d'entrer dans ces détails, j'aurais voulu pouvoir les éviter, mais ils sont indispensables pour l'intelligence de ce qui va suivre ; je les rendrai aussi courts et aussi clairs que possible.

Le lait se compose de plusieurs parties distinctes. De ces parties, les unes sont dissoutes comme le sucre est dissous dans l'eau où on l'a fait fondre ; les autres sont à l'état solide et nagent dans le liquide sous forme de particules très-fines. Les parties en dissolution sont principalement le *caséum* qui fait la base des fromages, un sucre particulier que l'on désigne sous le nom de sucre de lait, et un grand nombre de substances salines nécessaires à la constitution des animaux ; les parties solides et en suspension ne sont que d'une seule nature : c'est la partie grasse ou butyreuse du lait, celle qui produit le beurre proprement dit.

De telle sorte que l'on se fera une idée juste de la constitution de ce liquide, si on se le représente comme une émulsion, comme une sorte de looch dans lequel du caséum, du sucre, etc., sont dissous, et où la substance grasse ou huileuse est divisée en petites particules arrondies.

Ces différentes parties, mêlées ensemble, ne se distinguent pas à l'œil nu ; mais si on étend une goutte de lait sur une lame de verre et qu'on l'examine au moyen d'un microscope grossissant environ 300 fois les objets, on apercevra une multitude de grains ronds, transparents, semblables à de petites perles, nageant dans un liquide limpide. Ces petites boules, dont il faudrait souvent plus d'un cent, rangées à côté l'une de l'autre en chapelet, pour donner la longueur d'une ligne, sont ce qu'on appelle les globules du lait, et on s'assure à l'aide des agents chimiques qu'elles sont formées de matière grasse ou butyreuse : ce sont elles, en effet, qui par leur réunion, déterminée au moyen de l'opération du *barattage* formeront le beurre. Dans un lait pur et sans mélange, on ne découvre absolument aucune autre matière que ces globules parfaitement nets, brillants, nageant librement dans le liquide et offrant toutes les dimensions, depuis le plus petit point jusqu'à une certaine grosseur. N'y eût-il déjà que ce fait à examiner, il serait important de le constater, puisque le lait pur, recueilli dans les circonstances les plus favorables, chez les meilleures nourrices, ne présente jamais aucun mélange d'autres substances : c'est donc un indice défavorable et dont il faut tenir compte, lorsqu'on rencontre dans un lait d'autres particules que les globules laiteux proprement dits, comme il arrive dans certaines circonstances que nous ferons bientôt connaître.

La composition du lait comme celle de tous les liquides destinés à la nourriture des animaux nouveau-nés, est fort remarquable : on y trouve, en effet, ainsi que dans l'œuf, tous les éléments nécessaires à la nutrition du petit, tout ce qui entre dans la structure des différents organes du corps ; je montrerai plus loin une autre analogie très-importante du lait avec le sang lui-même, dont il se rapproche tellement qu'il en représente les diverses parties, et qu'il peut être considéré comme un premier état de ce fluide, comme une sorte de sang encore imparfait, auquel il ne manque, pour ainsi dire, qu'un degré de plus d'organisation pour devenir du sang véritable. Je citerai des expériences curieuses dans lesquelles on voit le lait injecté dans les veines circuler avec le sang, le suppléer jusqu'à un certain point, et se transformer rapidement en fluide sanguin.

Richesse et pauvreté du lait. — Après avoir reconnu la pureté du lait par l'examen dont je viens de parler, il s'agit de déterminer la richesse de ses éléments, ou, en d'autres termes, ses propriétés nutritives [1].

Le nombre des globules contenus dans ce fluide représente assez exactement sa richesse et ses qualités nu-

[1] S'il était nécessaire de savoir précisément quelles proportions de beurre, de matière caséeuse, de sucre, etc., le lait contient, pour estimer ses propriétés nutritives, l'analyse chimique pourrait seule répondre à cette question : mais heureusement il n'est pas indispensable de procéder avec tant de rigueur pour l'application dont nous parlons; l'analyse serait impraticable; elle est longue, difficile, et il est absolument impossible de se livrer à de pareilles opérations toutes les fois que l'on a besoin de choisir une nourrice; la pratique médicale exige des procédés simples, faciles et prompts, et c'est là le mérite et l'avantage de l'observation microscopique; elle est à la portée de tous les médecins qui veulent s'y appliquer avec un peu de soin, elle donne immédiatement une solution suffisante des questions qui nous intéressent et de plus elle est seule en état de découvrir des altérations organiques qui échappent entièrement aux procédés chimiques; la chimie, en effet, n'a aucun moyen de reconnaître les altérations morbides du lait, le mélange de substances muqueuses, purulentes qu'il présente quelquefois et que le microscope permet de distinguer avec la plus grande facilité.

tritives, c'est-à-dire que plus un lait renferme de ces globules, plus il est riche et substantiel, le caséum et le sucre étant eux-mêmes en proportion de la quantité des globules laiteux qui représentent la partie grasse ou butyreuse. On conçoit donc comment l'inspection microscopique permet d'apprécier le plus ou le moins de richesse d'un lait, d'après le plus ou le moins de globules que l'on aperçoit en le soumettant au microscope; et il y a tant de différence dans les divers laits, que ce moyen suffit, avec un peu d'habitude, pour les classer, les ranger d'après leur richesse relative, et être à même de choisir ceux qui présentent les qualités les plus convenables sous ce rapport; les différences sont quelquefois tellement tranchées, qu'elles frappent les yeux les moins exercés, tel lait présentant un nombre prodigieux de globules, tous réguliers, bien formés, d'une bonne grosseur, tandis que dans tel autre, ils sont très-petits, rares, et offrent l'aspect d'une sorte de poussière fine et légère, éparse dans le liquide [1].

[1] Pour m'assurer de l'exactitude de ce moyen d'estimation, j'ai comparé les résultats obtenus par l'inspection microscopique avec ceux que fournissait l'analyse chimique exécutée par l'un de nos plus habiles chimistes, et ils se sont constamment trouvés d'accord; celle-ci donnait, il est vrai, des chiffres absolus, tandis que l'examen microscopique n'arrivait qu'à une appréciation relative; mais cela est bien suffisant dans la pratique et on parvient bien vite, avec l'habitude d'observer et de comparer un grand nombre d'espèces et de variétés de lait, à juger si un lait possède une bonne proportion de globules,

Influence d'un lait pauvre. — Un lait pauvre en globules ou en crème est un lait aqueux qui, ne contenant pas en suffisante quantité les éléments véritablement nutritifs, ne procure pas une bonne alimentation à l'enfant, n'entretient pas ses forces, et ne lui fournit

et s'il jouit, par conséquent, de propriétés nutritives convenables.

La quantité de crème que fournit le lait est encore un bon moyen d'estimer approximativement sa richesse, et ce moyen peut servir à contrôler les résultats du procédé que je viens de décrire.

On sait qu'en laissant reposer du lait pendant un certain temps dans un endroit tranquille, on ne tarde pas à voir monter à sa surface une couche de crème, plus ou moins épaisse, suivant la consistance et la richesse du lait ; ce phénomène est dû à la réunion des globules laiteux, qui, étant plus légers que le fluide dans lequel ils sont plongés, s'élèvent vers la partie supérieure, comme fait l'huile mêlée à l'eau, et comme font toutes les substances légères dans les liquides plus denses; il a lieu pour le lait de femme comme pour toutes les autres espèces de lait; il suffit de mesurer la couche de crème fournie par une quantité déterminée de lait pour connaître, d'une manière très-approchée, la proportion de cet élément et par suite la richesse de ce fluide; j'ai fait faire pour cette épreuve de petits tubes de verre divisés en cent parties, dans lesquels l'épaisseur de la couche de crème se mesure très-facilement par le nombre de degrés qu'elle occupe; je me suis assuré que sur cent parties, le lait de femme de bonne nature produit trois parties de crème, celui d'ânesse une ou deux seulement, et celui de vache de dix à quinze et même vingt, quand il est très-riche; on arrive au même résultat, mais d'une manière plus précise, à l'aide de l'instrument désigné sous le nom de *lactoscope* *. Cette estimation ne peut pas dispenser de l'examen microscopique, qui seul permet de constater l'état de pureté et d'intégrité du lait.

* Les tubes éprouvettes et le lactoscope se trouvent chez l'opticien Soleil, rue de l'Odéon, 35, avec une instruction.

pas tout ce qui est nécessaire à son développement. C'est une des causes les plus fréquentes du mauvais succès de l'allaitement; l'enfant pâlit et végète faute de nourriture, et cette circonstance échappe d'autant plus facilement, qu'elle se rencontre très-souvent avec une abondance notable et une apparence extérieure d'ailleurs très-convenable du lait. La pauvreté des éléments du lait accompagne, il est vrai, dans bien des cas, la rareté de ce fluide, mais ces deux conditions ne sont pas nécessairement liées l'une à l'autre; on peut voir du lait très-abondant et pauvre, de même qu'il peut être en petite quantité et riche en principes nutritifs. Cette dernière circonstance est moins défavorable à la constitution de l'enfant que la première; avec un lait peu abondant, mais riche et de bonne nature, l'alimentation n'est qu'incomplète, tandis qu'un lait abondant et pauvre détermine des accidents du côté des voies digestives, fatigue les organes en les gorgeant d'une grande quantité de liquide, que l'estomac et les intestins ont à digérer sans profit pour la réparation des forces et pour la nutrition. J'ai constaté, en mainte occasion, la coïncidence de la diarrhée et même le développement du muguet, avec la pauvreté du lait des nourrices.

On admettra facilement ce que nous venons de dire de l'influence d'un lait pauvre et dépourvu de principes substantiels; tout cela est parfaitement conforme à ce que l'on savait jusqu'ici et n'a rien de nouveau, que le moyen de constater positivement et directement les faits; mais ce qui surprendra peut-être au premier abord, c'est ce que nous allons ajouter sur les inconvénients d'un lait trop riche, et cette circonstance n'est pourtant pas moins importante à considérer que l'autre dans l'intérêt de l'enfant.

Influence de l'excès de richesse du lait. — La trop grande richesse du lait, sa disproportion avec les besoins et les forces digestives de l'enfant, est, si l'on peut dire ainsi, une sorte d'altération qui n'est nullement rare et que j'ai eu, pour ma part, l'occasion d'observer plusieurs fois. On ne s'est guère occupé jusqu'ici de cette circonstance; on ne songe pas à lui attribuer les accidents qui viennent troubler l'allaitement et déranger les fonctions de l'enfant. Et pourtant, si l'on réfléchit un instant à la manière dont se fait le choix des nourrices, il sera facile de concevoir ce qui doit arriver.

Les personnes qui apportent le plus de soin au choix de leurs nourrices recherchent les femmes de la campagne les plus fortes, les plus vigoureuses et les mieux constituées; plus elles présentent des formes robustes, plus on est satisfait. La plus belle nourrice, pour le monde, est celle qui, par l'ampleur de sa constitution, l'abondance et la richesse de son lait, représente le mieux, pour ainsi dire, une belle vache flamande. On n'a pas tort, et je ne blâme pas cette conduite, car qui peut plus peut moins, et mieux vaut pécher par excès que par défaut en cette matière.

Mais cette condition demande quelques précautions dont on sentira facilement l'importance.

Les enfants de la classe élevée et de la classe aisée de la société, ceux des grandes villes surtout, ne sont, pour la plupart, que d'une force moyenne; en outre, ils vivent au milieu de circonstances qui ne sont pas, ainsi que je l'ai montré précédemment, les plus favorables à un large développement. Il en résulte donc qu'en leur donnant un lait d'une richesse et d'une abondance excessives, un lait ayant acquis toute sa force et datant ordinairement de quatre à cinq mois, on les étouffe sous une nourriture trop forte, que leurs organes, encore faibles, ne peuvent facilement digérer.

A la vérité, la nature a pourvu à cet inconvénient par la faculté qu'elle a donnée à beaucoup d'enfants de rejeter une partie du lait qu'ils ont pris en trop grande quantité; mais tous les enfants ne sont pas également pourvus de cette faculté, et tous ne l'exercent pas avec la même facilité, ni sans fatigue pour leur estomac; il en est même qui ne vomissent jamais.

J'ai eu l'occasion d'observer, entre autres, un exemple remarquable de ce que j'avance, chez une femme du monde qui nourrissait elle-même son enfant. Cette femme, qui a nourri cinq enfants avec le plus grand succès, produit un lait tellement riche et substantiel, qu'il a presque la consistance de la crème. Lors de sa seconde nourriture, l'enfant venait mal, souffrait de violentes coliques, et il avait après chaque repas, tous les résultats d'une mauvaise digestion.

Déjà la mère et la famille elle-même s'inquiétaient; on pensait que le lait n'était pas de bonne nature, qu'il avait quelque propriété délétère, et on songeait à pourvoir l'enfant d'une autre nourrice; la mère n'était pas éloignée de renoncer à l'allaitement.

J'examinai attentivement le lait, et après l'avoir soumis à tous les moyens d'investigation qui pouvaient m'éclairer sur sa composition et sur ses qualités, je n'y découvris aucune altération, aucun mélange de substances organiques, étrangères ou morbides, en un mot ce lait était parfaitement pur; il ne présentait aucune circonstance particulière, si ce n'est cet état de consistance et de richesse dont je viens de parler; je fus donc persuadé qu'il ne fallait pas chercher ailleurs la cause des accidents dont souffrait l'enfant, et que ses mauvaises digestions dépendaient de ce qu'il prenait une nourriture trop substantielle et trop forte pour son estomac; or, en pareille occasion, la conduite à tenir est positivement indiquée; mais pour bien faire comprendre l'influence du régime que l'on doit prescrire, il est nécessaire de rappeler quelques particularités de la sécrétion lactée, dont nous n'avons pas pu nous occuper jusqu'ici.

Effet du séjour prolongé du lait dans les mamelles. — Un chimiste distingué, M. Péligot, a démontré, par une série de recherches et d'expériences précises, un fait curieux relatif à la sécrétion du lait, et qui trouve d'importantes applications dans la pratique : il résulte de ses analyses que plus le lait séjourne dans les mamelles, plus il s'éclaircit et devient aqueux ; c'est le contraire de ce qui se passe pour toutes les autres sécrétions de l'économie, où l'on voit le liquide sécrété devenir plus consistant et plus épais à mesure qu'il demeure plus longtemps dans ses réservoirs : ainsi la bile et l'urine deviennent plus denses par un séjour prolongé dans les organes où elles s'amassent, et il en est de même de tous les autres fluides, de ceux même qui s'épanchent accidentellement dans les cavités et dans les tissus ; la partie la plus liquide est résorbée, et il ne reste bientôt plus que les éléments les plus solides.

M. Péligot a établi que si on partage en trois parties le produit d'une même *traite*, c'est-à-dire tout le lait que donne en une fois une vache ou une ânesse, de manière à le recueillir successivement dans trois vases différents, le premier lait est le plus aqueux et le plus pauvre ; le second est plus riche, et le troisième le plus substantiel de tous. Ce résultat n'est probablement que la conséquence de la circonstance précédente, car on peut croire que la première portion du lait qui s'écoule quand on trait un animal est la plus anciennement sécrétée, celle qui a séjourné le plus longtemps dans l'organe, tandis que la dernière est la plus nouvellement formée.

On n'ignorait pas absolument cette circonstance, et les nourrices ont, de tout temps, remarqué, sans se rendre compte de la cause de ce phénomène, que la première portion du lait qui s'écoule de leurs seins quand elles sont restées pendant longtemps, pendant une nuit par exemple, sans donner à teter est claire et séreuse, tandis que les portions suivantes reprennent leur caractère et leur consistance habituels ; plusieurs d'entre elles sont même dans l'usage de rejeter cette première portion comme mauvaise et de ne donner à l'enfant que le lait qui vient ensuite. Toujours est-il que le fait suivant est acquis à la science : le lait devient plus aqueux par son séjour dans l'organe qui le fournit. Or on tire un parti très-utile de cette propriété dans la pratique, pour diriger, en certains cas et surtout dans celui dont je parlais tout à l'heure, l'allaitement et le régime alimentaire de l'enfant.

En effet, il suffit d'éloigner les époques de l'allaitement ou en d'autres termes les repas de l'enfant, c'est-à-dire de mettre plus d'intervalle entre les moments où on lui donne à teter, pour obtenir un lait plus léger et moins abondant en principes nutritifs. Si donc il est nécessaire de diminuer un peu la force de la nourriture que prend un enfant, soit parce que le lait de sa nourrice est trop substantiel, soit parce que les digestions sont laborieuses, on arrivera facilement à ce résultat par le procédé que nous indiquons; car on donnera, d'une part, à l'enfant le temps de mieux digérer chaque repas, et de l'autre, on affaiblira la consistance et la richesse du lait en le laissant séjourner plus longtemps dans les organes. On arrivera ainsi à son but par une double voie.

C'est précisément le moyen que j'ai employé auprès de la mère dont je parlais tout à l'heure, et cette simple précaution m'a réussi en plus d'une occasion analogue; au lieu de donner un lait dont la richesse était sans cesse augmentée par des succions répétées, l'enfant ne prit plus qu'un lait léger, à des intervalles plus éloignés; tous les accidents qu'il éprouvait cessèrent bientôt d'eux-mêmes, les digestions se rétablirent et l'allaitement fut continué avec le plus grand succès.

De la quantité du lait. — Par quels moyens, maintenant, peut-on s'assurer que le lait est abondant? Y a-t-il une manière de reconnaître approximativement en quelle quantité il est fourni, et s'il est en proportion suffisante pour les besoins de l'enfant?

Cette question se présente à chaque instant, et elle semblerait au premier abord on ne peut plus facile à décider; ne suffit-il pas en effet d'examiner les seins, de voir s'ils sont bien pleins de lait et s'ils ne se vident pas trop promptement quand l'enfant vient à teter?

Cet examen est sans doute utile, et il ne faut pas le négliger; mais il est bon que l'on sache que cette question, toute simple qu'elle paraît, est néanmoins une des plus difficiles à résoudre; nous restons très-souvent dans le doute, quand il s'agit de déterminer directement et *a priori* si la quantité du lait est suffisante pour nourrir convenablement l'enfant.

Variétés dans le mode de sécrétion du lait chez les femmes. — La difficulté dont nous parlons tient aux variétés qui s'observent dans le mode de la sécrétion lactée chez les femmes. Chez les unes, cette sécrétion a lieu pour ainsi dire continuellement, le lait s'amasse dans les seins, de telle sorte qu'on le trouve accumulé dans ces organes comme dans un réservoir, quand la nourrice n'a pas allaité depuis quelques heures, et il est facile d'en faire jaillir presque à tout moment une assez grande quantité : les nourrices qui présentent cette disposition sont les plus faciles à juger sous le rapport de l'abondance du lait; on peut mesurer approximativement la quantité qu'elles en fournissent ; en examinant leurs seins après qu'elles ont donné à teter, quand l'enfant a pris une bonne dose de lait, on peut s'assurer si la source est complétement tarie, ou bien, au contraire, si elle est encore pourvue d'une certaine quantité de ce liquide.

Il n'en est pas de même chez d'autres femmes qui présentent des conditions toutes différentes, sans pour cela être moins bonnes nourrices : chez celles-ci, la plus grande partie du lait n'arrive que successivement dans l'organe et à mesure que sa sécrétion est sollicitée par la succion de l'enfant ; de manière que les seins ne paraissent jamais bien remplis, et si on vient à les presser pour en faire sortir du lait, on n'en obtient qu'une médiocre quantité. Or, loin d'être inférieures aux premières, ces nourrices sont très-souvent excellentes, tant par la quantité que par la qualité de leur lait ; il y a même quelque raison de croire que cette disposition s'accorde mieux, en général, avec un lait de bonne nature sous tous les rapports.

Des moyens de s'assurer de la quantité du lait. — A défaut de moyens directs, la question dont il s'agit ne peut être éclaircie dans les cas particuliers que par un ensemble de considérations et d'observations auxquelles on ne prend pas assez souvent le temps de se livrer ; le choix d'une nourrice se fait ordinairement avec tant de précipitation, les parents sont si peu instruits de tout ce qu'exige de précautions et de soins l'examen qu'ils confient au médecin, qu'ils donnent à peine quelques instants pour se décider entre plusieurs femmes, et que le choix doit être fait immédiatement, sur place et à la première vue. C'est au médecin sans doute à les éclairer et à prendre le temps convenable pour s'éclairer lui-même; mais que voulez-vous que fasse un médecin, même expérimenté en cette matière, quand on attend au dernier moment pour s'adresser à lui, quand il reste à peine quelques jours pour chercher une nourrice, pour prendre des renseignements sur elle, faire l'examen de son lait, etc.?

Dans tous les cas, le choix d'une nourrice ne doit être fait qu'avec réflexion et en se donnant le temps nécessaire pour s'entourer de toutes les lumières possibles; mais le point que nous traitons en ce moment demande à lui seul que l'on n'y mette aucune précipitation; ce n'est, en effet, qu'en voyant teter l'enfant de la nourrice à plusieurs reprises, qu'en examinant les seins avant et après l'allaitement, qu'en s'assurant que l'enfant y puise une suffisante quantité de lait, qu'il est satisfait et calme après avoir teté, qu'il ne manifeste aucune avidité, et qu'en un mot il est rassasié et bien nourri, que l'on est à même d'apprécier le plus ou moins d'abondance du lait; aussi la meilleure manière de bien juger une nourrice sous ce rapport est de la voir à l'œuvre et, par conséquent, de la choisir d'avance; et, toutes les fois qu'on le peut, de la garder chez soi avec son enfant pendant un certain temps avant la venue de l'enfant que l'on veut lui confier; c'est une excellente chose que de vivre un peu avec la nourrice, de l'habituer à soi et de s'habituer à elle, de l'acclimater et de l'accoutumer à la nouvelle vie qu'elle doit mener, avant de la faire entrer définitivement en fonction; mais c'est un sacrifice et une gêne auxquels on a de la peine à se soumettre, même dans les familles riches.

Des altérations proprement dites du lait. — Après avoir passé en revue ce qui concerne la richesse et la pauvreté du lait, ainsi que son abondance, j'arrive aux altérations proprement dites de ce liquide, par des produits organiques ou morbides de diverse nature qui peuvent se trouver mélangés à ses éléments naturels. Cette question ne peut pas être traitée sans avoir préalablement tracé les phases successives par lesquelles passe ce fluide, depuis son origine dans l'organe sécréteur jusqu'à sa formation complète. Les altérations dont ce liquide est susceptible sont en effet de deux ordres : les unes résultent de son mélange avec des matières morbides étrangères; les autres tiennent à une sorte de développement incomplet de ses éléments, ou à sa persistance dans un certain degré imparfait de formation.

Formation du lait. Colostrum. — Nous avons vu que la sécrétion du lait commence à se faire longtemps avant l'époque de l'accouchement; on sait que les seins se gonflent plus ou moins pendant la grossesse, et il n'est pas rare de voir alors une certaine quantité de liquide s'écouler, soit naturellement, soit en comprimant légèrement la glande. J'ai indiqué précédemment la composition de ce liquide auquel on donne le nom de *colostrum;* il contient des globules laiteux plus ou moins bien formés, liés entre eux par petites masses au moyen d'une matière muqueuse, et des corpuscules d'une nature particulière que j'ai décrits sous le nom de corps granuleux.

La composition de ce premier lait ne change pas immédiatement après l'accouchement, et le colostrum ne se transforme pas instantanément en lait parfait; ce fluide devient plus abondant, il distend les seins, mais on reconnaît encore pendant les premiers jours, à sa couleur jaune et à son aspect huileux, que ce n'est pas du lait proprement dit. Aussi a-t-on conservé le nom de *colostrum* à ce liquide particulier, le premier que tette l'enfant, et on lui attribue une sorte de propriété purgative à l'égard du nouveau-né. On pense qu'il sert à le débarrasser des matières qui remplissent ses intestins où elles se sont amassées pendant sa vie intra-utérine; l'évacuation du *meconium*[1] serait ainsi favorisée par

[1] La matière d'un vert foncé, d'une consistance poisseuse, que

cette qualité du lait que l'enfant puise d'abord dans le sein de sa mère; on a même quelquefois recours à des moyens artificiels, pour suppléer à cette action, quand on donne à l'enfant une nourrice dont le lait a atteint un degré de formation parfait.

Ce n'est qu'après la fièvre de lait et lorsque l'enfant a déjà pris le sein plusieurs fois, que le lait acquiert les qualités qui le distinguent, qu'il se dépouille de la substance huileuse et des autres éléments étrangers qui le constituaient d'abord, qu'il perd sa consistance visqueuse et sa couleur jaune pour devenir plus fluide et d'un blanc mat, et passer de l'état de colostrum à l'état de lait véritable; mais alors même, quand l'œil ne peut plus rien y distinguer de particulier, quand il paraît à l'extérieur ne différer en rien du lait parfait, si on en soumet une goutte à l'observation microscopique, on retrouvera encore au milieu des nombreux globules laiteux nageant dans le fluide, une petite quantité de corps granuleux propres au colostrum; le nombre de ces corps va diminuant successivement, jusqu'à ce qu'après six ou huit jours ordinairement, on n'en rencontre plus aucun.

l'enfant évacue peu de temps après sa naissance, et que l'on désigne sous le nom de *meconium*, est, en très-grande partie, formée par le mucus intestinal dont on reconnaît les éléments au moyen de l'analyse microscopique, et par une certaine portion de matière biliaire qui présente les propriétés et les réactions chimiques si caractéristiques de la bile elle-même.

C'est ainsi que les choses se passent dans l'état normal et chez les bonnes nourrices; il n'est pas très-rare néanmoins de voir quelques corps granuleux se montrer encore de loin en loin, même après quinze jours ou trois semaines, dans le lait de nourrices irréprochables, mais ce n'est guère alors que chez celles qui nourrissent pour la première fois, et ces corpuscules sont en si petit nombre qu'ils n'altèrent nullement les propriétés du lait.

Altération du lait par les éléments du colostrum. — Chez certaines femmes, au contraire, ces éléments du colostrum persistent d'une manière indéterminée, et ils se voient en grand nombre au bout d'un mois, six semaines, et même de plusieurs mois, de telle sorte que le lait n'en est jamais complétement dépouillé et qu'il n'arrive pas à un état de pureté parfaite. Cette circonstance, qui ne se trahit au dehors par aucune apparence particulière, que l'œil le plus exercé ne peut découvrir (le lait mêlé de corps granuleux ayant absolument le même aspect que le lait le plus pur), constitue un premier genre d'altération de ce liquide, assez fréquente, que le microscope seul permet d'apprécier dans l'état actuel de la science.

Influence de ce genre d'altération. — Quelle est l'importance de cette espèce d'altération, quelle influence exerce-t-elle sur la santé de l'enfant, quelle est sa valeur au point de vue qui nous intéresse?

Je pourrais presque me dispenser de discuter cette question, car quand il s'agit de choisir une nourrice à laquelle on va confier un enfant, il suffirait de savoir que cette condition du lait n'appartient pas aux bonnes nourrices, pour ne pas hésiter à rejeter celles qui présentent du colostrum : c'est en pareille matière surtout que, dans le doute, il est sage de s'abstenir.

Mais le doute ne peut même pas exister en présence des faits que nous avons eu maintes fois l'occasion d'observer et que nous vérifions encore chaque jour.

D'une part, il est certain que la présence des corps granuleux dans le lait, au delà du terme que nous avons indiqué, est souvent un fait morbide, ou qu'il résulte tout au moins d'un certain vice dans la sécrétion; en effet, on les voit se produire et se multiplier sous l'influence des maladies générales ou locales qui affectent les nourrices. Ainsi il suffit qu'une nourrice, parfaitement bonne et intacte jusque-là, tombe malade d'une façon quelconque, qu'elle soit prise de fièvre, ou que, sans éprouver aucune affection générale, on voie se déclarer chez elle une affection locale du sein, qu'un engorgement de la glande mammaire se manifeste, pour que les corps granuleux apparaissent aussitôt et se reproduisent dans le lait, qui n'en présentait plus aucune trace.

Et d'un autre côté, l'influence de cette altération du

lait sur l'état de l'enfant est facile à constater : elle est incompatible avec la santé et avec l'intégrité des fonctions digestives ; elle produit tous les effets d'une mauvaise alimentation, et détermine des accidents que l'on voit cesser dès que l'on remplace ce lait vicié par un lait pur et de bonne nature ; jamais je n'ai rencontré cette altération, si commune chez les nourrices d'une constitution détériorée, sans trouver des enfants chétifs, malingres, venant mal, et soumis à une diarrhée plus ou moins habituelle. Il serait facile de s'expliquer ce résultat en admettant les propriétés laxatives du *colostrum*, mais je ne veux pas faire ici de théorie et je m'en tiens au fait et à l'observation elle-même ; je puis affirmer que la circonstance dont je parle en ce moment est une des plus communes que je rencontre parmi les femmes assez souvent malsaines et d'une constitution pauvre qui viennent accoucher dans les hôpitaux de Paris ; j'ai eu très-souvent l'occasion de l'observer dans la clinique d'accouchements, où professait avec tant de distinction M. Paul Dubois, et l'altération du lait par son mélange avec les éléments du colostrum est un des faits qui coïncident le plus constamment avec le mauvais état de santé et le dépérissement des enfants.

Altération du lait par son mélange avec du sang. — J'ai eu l'occasion d'observer l'influence fâcheuse de la présence du sang dans le lait, chez une jeune dame, dont le bout du sein saignait facilement lorsqu'elle donnait à teter ; chaque fois que cette circonstance se présentait et que l'enfant avalait une certaine quantité de sang, il avait une véritable indigestion.

Altération du lait par le pus. — Une autre espèce d'altération beaucoup plus grave du lait est produite, dans certains cas, par le mélange du pus avec ce liquide; le pus peut, en effet, se trouver mélangé au lait et sortir avec lui dans des circonstances faciles à concevoir.

De ces circonstances, les unes sont appréciables pour tout le monde, à la simple vue, par la considération seule de la santé de la nourrice, de l'état de ses seins, et l'altération dont nous parlons ne peut échapper à personne ; ainsi, quand il existe un abcès dans l'un des seins, qu'il est situé au milieu du tissu de la glande et qu'il est en pleine suppuration, on soupçonne facilement la présence d'une certaine quantité de pus dans le lait; souvent même ce liquide morbide s'écoule par les orifices du mamelon, en assez grande abondance pour se laisser distinguer, par sa couleur et par sa consistance, du lait auquel il ne se mêle pas intimement ; les stries jaunâtres ou un peu verdâtres qu'il forme tranchent avec la couleur blanche du lait. Personne n'hésiterait, en pareille circonstance, à soustraire l'enfant à l'influence d'un lait ainsi altéré, et si on doutait encore des inconvénients d'une semblable nourriture, les faits que nous rapporterons tout à l'heure suffiraient pour éclairer l'opinion sur ce point. Quant aux abcès situés dans le sein, mais en dehors de la glande elle-même et qui ne se font pas jour dans les canaux propres du lait, ils n'altèrent pas ce fluide par le mélange du produit qu'ils sécrètent, et ils n'agissent sur la nature du lait que par la réaction qu'un état morbide de ce genre exerce sur l'organe voisin.

Mais les abcès profonds du sein ne sont pas toujours tellement apparents, que l'on puisse les constater dès l'origine de leur formation; il n'est pas rare que de la suppuration existe dans quelques-uns des points de la glande, sans que l'on en soit averti, aucune collection purulente n'apparaissant à l'extérieur; il m'est arrivé de trouver le pus mélangé au lait, sans que l'on remarquât aucun signe d'abcès ou de suppuration et sans que le lait lui-même présentât, à la simple vue, aucun aspect particulier; je puis, entre autres, citer l'exemple d'une femme placée dans le service de M. P. Dubois, chez laquelle je découvris des traces évidentes de pus dans le lait que fournissait un de ses seins qui n'était nullement malade en apparence. Cette observation répétée pendant plusieurs jours avait même excité quelque incrédulité, lorsqu'au bout d'un certain temps l'abcès, ayant pris un plus grand développement, vint faire saillie à l'extérieur, et un coup de lancette donna issue à un flot de matière purulente ; il y avait donc là suppuration, longtemps avant que l'abcès se montrât en dehors, et l'inspection microscopique pouvait seule démontrer l'altération du lait qui résultait de cet état morbide [1].

Influence du lait mêlé de pus sur la santé de l'enfant. — Quelle est l'influence qu'un lait ainsi altéré peut produire sur la santé de l'enfant qui s'en nourrit?

En supposant que l'on ne se soit pas directement assuré de l'action délétère d'une semblable substance, il est évident que la prudence seule exigerait que l'on s'abstînt de la donner à un enfant; mais il n'en est pas ainsi, et M. P. Dubois a souvent remarqué des accidents

[1] Je ne connais, dans l'état actuel de la science, aucun autre moyen que l'analyse microscopique qui permette de s'assurer positivement de la présence d'une petite proportion de pus, dans un lait auquel ce produit morbide est intimement mélangé, et l'emploi du microscope offre un moyen aussi sûr que facile de parvenir à ce résultat. Le pus contient, comme le lait, des globules nageant dans un liquide particulier; mais ces globules sont d'une nature et d'une structure tellement différentes des globules du lait, qu'il n'est possible de les confondre en aucune circonstance : les uns, ainsi que je l'ai dit, sont de petites sphères plus ou moins grosses, parfaitement nettes dans leurs contours, transparentes au centre et solubles dans l'éther comme les matières grasses; les autres, au contraire, tous à peu près de la même dimension, ayant environ $\frac{1}{100}$ de millimètre de diamètre, sont frangés, granuleux, légèrement opaques, insolubles dans l'éther, et se dissolvent dans l'ammoniaque, qui n'attaque pas les globules du lait; en outre, les globules du pus se colorent en jaune, comme toutes les matières azotées, par le contact de l'eau iodée, qui n'altère pas la couleur des globules laiteux.

graves survenus chez des enfants allaités par des nourrices dans de semblables conditions; son opinion est si bien établie à cet égard, par les faits qu'il a été à même d'observer, particulièrement dans son service de la Maternité, qu'il fait immédiatement cesser l'allaitement de la part des femmes chez lesquelles il survient une inflammation et un engorgement du sein, capables de déterminer la suppuration et la formation d'abcès. Cette pratique est actuellement suivie par tous les accoucheurs éclairés, et l'on revient chaque jour de l'usage, adopté jadis, de faire teter le sein qui devenait le siége d'un travail inflammatoire et d'un engorgement; cette conduite est à tous égards fort sage et dans l'intérêt de la nourrice et dans celui de l'enfant : en effet, loin d'être favorable à la nourrice et de faciliter le dégorgement du sein, comme on le pensait autrefois et comme cette idée est encore répandue parmi beaucoup de personnes dans le monde, la succion de l'enfant ne fait qu'activer le travail inflammatoire et qu'aggraver la maladie; la meilleure précaution est de laisser immédiatement le sein en repos, de le couvrir de cataplasmes émollients, etc.

Pour ce qui est de l'enfant, il est du plus grand intérêt de ne pas lui laisser prendre un lait toujours plus ou moins altéré; car, du moment où l'organe est envahi par un engorgement, le liquide est infailliblement mélangé d'éléments étrangers et morbides ; si ce n'est pas encore du pus en nature qu'il contient, il renferme à coup sûr des corps granuleux, et nous avons vu, en parlant de ces corps et du *colostrum*, quelle est l'influence fâcheuse de ces principes sur la digestion et sur l'alimentation de l'enfant.

Je le répète donc, en cas d'inflammation et d'engorgement des seins, la prudence exige que l'on suspende aussitôt l'allaitement du côté affecté.

Des gerçures et crevasses du mamelon. — Les gerçures et crevasses qui surviennent si fréquemment au mamelon des nourrices ne sont pas de petites incommodités purement accidentelles, sans aucun rapport avec la sécrétion du lait et avec les qualités de ce liquide ; elles ont d'autres inconvénients que la douleur qu'elles causent à la mère ou à la nourrice.

Il est hors de doute pour moi que ces petits maux, tout extérieurs et si légers en apparence, sont presque toujours liés à une mauvaise condition de la sécrétion lactée, dont les enfants n'ont pas moins à souffrir que la nourrice elle-même, et ils méritent sous ce rapport une sérieuse attention ; j'ai très-souvent l'occasion de constater que les femmes affectées de crevasses et de gerçures aux seins, qui se manifestent dès les premiers temps de l'allaitement, ont un lait plus ou moins pauvre, peu abondant, sortant difficilement et souvent même mêlé de matières muqueuses; une coïncidence si constante laisse supposer une certaine relation entre la cause des gerçures et celle du mauvais état du lait; si ce n'est pas une relation physiologique, c'est au moins une relation mécanique; ainsi, je considère les crevasses comme étant très-souvent, si ce n'est toujours, la conséquence de la pauvreté du lait, de sa petite quantité et de la difficulté avec laquelle il arrive dans la bouche de l'enfant, dont les efforts de succion fatiguent et irritent le mamelon, qui finit par se gercer et s'ulcérer; d'autant plus que l'enfant étant mal nourri, sa salive peut contracter une sorte d'âcreté, qui contribue elle-même à corroder la peau; aussi les mères auxquelles arrivent des accidents de cette nature sont-elles bien souvent forcées de renoncer à nourrir, moins à cause des douleurs qu'elles éprouvent et qu'elles savent supporter, qu'à cause du dépérissement de leur enfant. Les crevasses suffisent donc pour augurer mal d'une nourrice, et sont un motif d'exclusion dans le plus grand nombre des cas.

Après avoir passé en revue tout ce qui se rapporte à l'examen du lait, j'arrive à des considérations non moins essentielles dont on doit tenir compte dans le choix des nourrices; il est évident que le lait est le premier point à considérer, mais ce n'est là toutefois qu'une partie de la question, et il n'est pas moins important d'apporter l'attention la plus sévère à l'examen de la constitution et de la santé générale.

Constitution et santé générale des nourrices. — Pour ce qui est de la constitution, je n'aurai à répéter ici que ce que j'ai dit en parlant des mères elles-mêmes; tout le monde comprend la nécessité de rechercher une femme bien constituée, n'ayant aucune prédisposition morbide, aucun vice organique, héréditaire, et je n'ai pas besoin d'insister là-dessus; il est clair que la moindre tendance aux affections scrofuleuse, dartreuse, que le moindre soupçon sur l'état de la poitrine, doivent faire immédiatement repousser la femme de la plus belle apparence; la parfaite intégrité des facultés mentales est également une condition indispensable et du premier ordre. Quant à ce que l'on appelle tempérament, j'avoue que j'ai peu de confiance aux divisions classiques établies sous ce rapport, et que je n'exclus que les dispositions extrêmes et trop tranchées, telles qu'un état lymphatique prononcé ou une disposition nerveuse excessive, moins rare peut-être qu'on ne pense chez les femmes de la campagne elles-mêmes.

Nécessité d'un examen complet de leur personne; exemple des suites funestes de la négligence à cet égard. — La santé proprement dite demande une observation scrupuleuse, et je ne connais pas de précautions trop grandes pour s'éclairer sur un point si délicat.

J'aborde donc cette question sans détour et je n'hésite pas à dire que toute femme que l'on se propose de choisir pour nourrice doit être soumise à un examen complet de la part du médecin; c'est un principe dont on ne doit pas se départir et auquel je me suis fait une loi de ne jamais manquer; aucune recommandation, aucune assurance ne peuvent inspirer une confiance suffisante, ni dispenser d'un examen direct, seul capable de donner une entière sécurité et de permettre au médecin de prendre sur lui la responsabilité du choix qu'on lui impose; trop d'exemples terribles justifient cette crainte et l'opinion que j'émets ici! Je sais tout ce que ce devoir a de pénible pour le médecin et pour les nourrices; mais sans y mettre aucune contrainte et les laissant entièrement libres d'accepter ou de refuser, on doit leur en faire une condition absolue avant de leur confier un enfant.

Il ne me sera pas difficile d'établir la nécessité de cet examen, qui, je le conçois, peut exciter des scrupules et paraître rigoureux.

S'il ne s'agissait que d'avoir confiance aux protestations de certaines femmes d'une conduite exemplaire, aux bons renseignements des personnes honorables qui les connaissent et qui en répondent, il n'y aurait pas toujours lieu de se montrer si exigeant; mais en pareille matière, il ne s'agit pas seulement de la femme elle-même, ni de son honnêteté, ni de sa probité : il peut arriver que, dans son ignorance, elle se croie à l'abri de tout inconvénient, qu'elle n'ait aucun soupçon sur son état de santé, et que l'examen fasse découvrir des circonstances dont elle ne se doutait pas; la plus parfaite bonne foi ne suffit pas pour des femmes peu éclairées, peu soucieuses de leur personne, et n'ayant bien souvent ni le temps ni l'habitude de s'observer et de se soigner. Il ne faut pas oublier que ces femmes sont mariées à des hommes quelquefois grossiers, peu scrupuleux, à des soldats récemment sortis du service, ou en congé, et qu'elles sont exposées à contracter des maladies, qu'elles peuvent porter plus ou moins longtemps, sans y faire grande intention et sans y attacher beaucoup d'importance. Lors même qu'elles n'ont jamais quitté leur village, que leur mari, simple paysan, n'en est jamais sorti, on ne peut encore être rassuré sur toutes les chances qui sont à craindre ; les villages ne sont pas toujours plus à l'abri des mauvaises mœurs et de leurs conséquences que les grandes villes : il n'y a donc, encore une fois, qu'un examen médical qui puisse satisfaire à toutes les précautions que la prudence exige en semblable circonstance.

Et encore nous nous plaçons jusqu'ici dans les conditions les meilleures, dans les conditions les plus rares, celles où l'on peut avoir confiance dans la bonne foi, dans la moralité, dans le soin avec lequel les renseignements ont été pris ; mais on est bien loin, dans la plupart des cas, de posséder ces premiers éléments de sécurité ; combien n'est-on pas exposé à être trompé par l'intérêt et par la ruse des femmes parmi lesquelles on choisit ordinairement les nourrices !

Je n'ai pas voulu m'en rapporter à moi seul et à mes propres sentiments pour établir ma règle de conduite et mon opinion sur une mesure aussi délicate, et dont je comprends toute la portée ; tous les scrupules que peut faire naître une semblable exigence se sont présentés à mon esprit, et j'ai dû prendre l'avis des hommes les plus graves, des médecins les plus consciencieux, qui n'ont jamais manqué de mettre la réserve au nombre de leurs premiers devoirs. Leur vieille expérience n'a pas hésité à me confirmer dans les principes que je viens d'exposer ; un seul fait parmi tant d'autres sera plus propre que tous les raisonnements à faire partager ma conviction.

On avait pris dans une famille toutes les précautions ordinaires pour donner une bonne nourrice à un enfant qui était le premier-né ; cette femme était jeune, fraîche et de la plus belle apparence de santé.

Au bout d'un mois, on remarqua quelques boutons sur le corps de l'enfant ; on n'y fit pas d'abord grande attention, mais ces boutons se multiplièrent rapidement et prirent un tel aspect, que l'on crut devoir consulter. Le médecin appelé en consultation reconnut aussitôt la nature de la maladie, et l'examen de la nourrice vint confirmer immédiatement ce triste résultat : elle était elle-même infectée et elle avait transmis la maladie à son nourrisson, soit par son lait, soit par le contact[1].

Le désespoir des parents est facile à concevoir ! mais ils n'étaient pas au bout de leurs peines et de leurs douleurs ; le père voulait chasser la nourrice à l'instant même, mais il fut obligé de contenir l'indignation et le ressentiment qu'il éprouvait, quand on lui eut représenté que cette nourrice devenait elle-même nécessaire à la guérison de l'enfant ; qu'il fallait non-seulement la garder, mais la bien traiter pour l'engager à rester, afin de faire arriver par elle les médicaments jusqu'à l'enfant ; qu'il n'était pas possible de confier un enfant, dans cet état de maladie, à une autre nourrice saine, qu'il ne tarderait pas à infecter, etc.

Il fallut bien en passer par cette dure extrémité, et encore tous les sacrifices furent-ils inutiles ; aucun soin

[1] La maladie vénérienne se transmet-elle, en pareille circonstance, au moyen du lait, ou bien par le contact et par le transport direct du principe contagieux? Cette question n'est nullement résolue dans l'état actuel de la science ; tout ce que je puis dire, c'est que par aucun moyen, soit le microscope, soit tout autre procédé d'analyse, on ne saisit la moindre trace d'altération dans le lait des femmes syphilitiques.

ne purent sauver l'enfant et il périt bientôt misérablement.

Or, une seule précaution avait été négligée dans cette occasion : l'examen préalable et complet de la nourrice.

De l'âge du lait. — Quel âge doit avoir le lait de la nourrice, ou, en d'autres termes, depuis combien de temps la nourrice que l'on donne à un enfant nouveau-né doit-elle être accouchée?

L'usage adopté est de prendre autant que possible des nourrices de quatre à six mois ; si cet usage n'est pas toujours favorable à l'enfant, il s'appuie du moins sur un sentiment de moralité trop respectable pour que nous songions à l'attaquer ; presque toutes les nourrices sèvrent leur propre enfant en prenant un nourrisson : or il est de l'humanité qu'elles ne le privent pas de leur lait avant l'âge de cinq à six mois.

Il faut aussi donner à la nourrice le temps de se rétablir de ses couches ; et au bout d'un mois ou six semaines, elle ne serait peut-être pas toujours en état de supporter les fatigues de sa nouvelle condition.

Mais que doit-on penser d'un lait plus ancien, et doit-on s'abstenir de prendre des nourrices accouchées depuis dix mois ou un an?

Il n'y a pas à hésiter à mon avis sur ce point, malgré l'opinion contraire de quelques personnes; le lait n'est plus à cette époque aussi bien approprié aux besoins d'un enfant nouveau-né, et de plus on risque de le voir tarir ou diminuer notablement de quantité avant la fin du temps nécessaire à l'allaitement, et d'être ainsi forcé de sevrer l'enfant plus tôt qu'il ne conviendrait de le faire. En effet, s'il est des nourrices qui conservent leur lait pendant deux ans et plus sans qu'il subisse aucune altération dans ses qualités essentielles et dans son abondance, c'est là une exception sur laquelle on ne doit pas compter, la règle étant plus ordinairement que le lait diminue et perd de ses propriétés nutritives vers le dix-huitième ou le vingtième mois et quelquefois beaucoup plus tôt, même chez de très-bonnes nourrices. Je pourrais, il est vrai, citer des femmes qui ont allaité avec succès plusieurs enfants du même lait pendant quarante-huit mois ; mais ce sont là des cas tout à fait exceptionnels dont il ne faut pas tirer de conséquences. Je ne donnerai jamais avec confiance à un enfant qui vient de naître une nourrice dont le lait aurait plus de six à huit mois, fût-elle la meilleure du monde et la plus abondamment pourvue ; et à plus forte raison m'opposerai-je absolument à ce qu'une femme ayant fait une première nourriture en entreprenne une seconde du même lait, non-seulement à cause de l'âge du lait, mais en raison de l'influence que l'on attribue justement, suivant moi, au changement de nourrisson sur la sécrétion lactée. Quand une nourrice, ayant fait son temps, prend un nouvel enfant qui vient de naître, cette pratique peut réussir, et elle a en effet réussi plusieurs fois, mais on n'en commet pas moins une imprudence en l'adoptant.

Des nourrices primipares. — Les médecins expérimentés et les mères elles-mêmes, qui ont eu l'occasion d'observer les nourrices, s'accordent pour préférer celles qui sont à leur second ou à leur troisième enfant ; il y a pour cela des raisons que chacun comprendra facilement.

Les femmes primipares n'ont pas encore acquis l'habitude de manier et de soigner des enfants ; elles offrent moins de garanties que les autres relativement à la quantité et à la durée de leur lait ; et sous tous les rapports on manque à leur égard d'un moyen très-important d'apprécier ce qu'elles valent.

On se rappelle ce que nous avons dit de la difficulté de juger d'une manière un peu précise de la quantité de lait que possède une nourrice ; cette question est encore plus difficile à l'égard d'une femme qui nourrit pour la première fois qu'à l'égard de celle qui a déjà fait ses preuves ; et surtout on peut avoir bien plus de confiance dans la persistance et dans la durée du lait chez celle-ci que chez l'autre. Il y a toute espèce de chance pour qu'une femme qui a fait une première nourriture avec succès, dont le lait s'est maintenu avec abondance pendant toute la durée de l'allaitement, qui a fourni à tous les besoins d'un premier nourrisson pendant quinze ou dix-huit mois, possède les mêmes qualités une seconde et une troisième fois; tandis que l'on est dans l'incertitude et l'ignorance à l'égard d'une nourrice qui en est à son début. Il est si fréquent de voir les nourrices les plus belles, les mieux choisies, les mieux partagées sous tous les rapports, perdre la plus grande partie de leur lait après quelques mois de nourriture, qu'on ne saurait trop prendre de précautions contre cet inconvénient, et la meilleure précaution, la plus sûre dans l'état actuel de nos connaissances, est de s'adresser à des nourrices qui aient déjà fait leurs preuves dans de précédentes nourritures.

A ces raisons, il faut joindre l'avantage non moins précieux de pouvoir prendre des renseignements sur toutes les autres qualités qui constituent les bonnes nourrices, et qui sont relatives à leur caractère, à leur intelligence, à la manière dont elles se sont comportées, aux soins qu'elles sont capables de donner à un enfant, et au zèle avec lequel elles se sont acquittées des fonctions dont elles ont été chargées une première fois.

Des nourrices mariées et des nourrices filles-mères. — Les femmes mariées sont préférées, et avec raison, aux filles-mères; nous n'avons pas besoin de nous étendre ici sur les motifs de cette préférence, et nous ne dirons quelques mots de cette question que parce que certaines personnes recherchent au contraire volontiers des filles de campagne, honnêtes d'ailleurs, auxquelles on ne peut reprocher qu'une faute que l'on est porté à excuser, en raison de leur simplicité et des circonstances où elle a été commise; on pense que des nourrices dans cette position, étant plus libres de leur personne, n'ayant aucune préoccupation de leur ménage, n'étant pas sous l'empire d'un mari, seront plus faciles à conduire, s'attacheront davantage à leur nouvelle position et à leur nourrisson, et que surtout on n'aura pas à craindre avec elles les exigences de leur mari, les inconvénients de ses visites, et le danger de les perdre avant la fin de la nourriture, par suite d'un caprice et d'un ordre auxquels elles seraient forcées de se soumettre.

Il y a du vrai dans ces considérations, et il est certain d'ailleurs que beaucoup de filles devenues mères, ne sont pas pour cela des filles perdues, sans probité ; il n'est assurément pas rare de rencontrer chez plusieurs les meilleurs sentiments, et j'en ai moi-même recommandé quelques-unes qui ont été d'excellentes nourrices, et dont la conduite a été depuis irréprochable ; mais il est impossible d'établir aucune règle sur ce point ; tout dépend des circonstances et de la vie antérieure, et ce sont les renseignements pris avec soin et à des sources certaines qui doivent déterminer en pareille occasion : voici néanmoins les principes d'après lesquels j'ai cru devoir me conduire jusqu'ici à l'égard des filles-mères qui me semblaient mériter confiance.

J'établis d'abord une très-grande différence entre les paysannes qui, *jeunes encore* et n'ayant pas quitté leur village, sont devenues mères, et les filles des villes; pour celles-ci et sans autres considérations, je n'hésite guère à les exclure. On sait combien il arrive fréquemment, dans les campagnes, que des filles honnêtes commettent une faute sans pouvoir être accusées pour cela de mauvaises mœurs, et combien il est ordinaire que ceux-là mêmes qui la leur ont fait commettre la réparent en les épousant un peu plus tard ; il n'y a véritablement pas lieu de se montrer aussi sévère pour ces femmes que pour celles qui fréquentent les jeunes gens des villes, souvent d'une autre condition qu'elles-mêmes et dont l'inconduite tient toujours plus ou moins au libertinage.

Mais, dans tous les cas, et sans exception en faveur des unes ou des autres, je repousse celles qui sont tombées deux fois dans la même faute : voilà tout ce que je puis dire sur ce sujet ; le reste ne peut être apprécié qu'en raison des circonstances, qu'on ne peut définir.

Des agréments extérieurs, de la beauté et de la laideur. — Les agréments extérieurs, la beauté ou la laideur ne sont pas complétement à négliger dans la question que nous traitons. Il est bon qu'une nourrice, ainsi que je l'ai dit, ne déplaise pas à la mère qui lui confie son enfant; mais je crains un degré de beauté trop prononcé ; il est rare qu'une femme très-belle ne s'occupe pas un peu trop d'elle-même, et, dans tous les cas, il est à craindre que d'autres ne s'en occupent plus qu'il ne convient pour sa sûreté, au milieu du monde où elle doit vivre.

Du caractère. — Pour ce qui est du caractère, on sent qu'il m'est impossible de rien dire qui puisse être de quelque utilité et que chacun ne sache aussi bien que moi; quand je dirai qu'une nourrice doit être douce, docile, facile à vivre, etc., je n'apprendrai rien à personne; tout ce que je puis recommander, c'est de ne pas se montrer trop difficile pour soi-même, de consulter moins son propre agrément que le véritable intérêt de l'enfant, et de savoir supporter tout ce qui est supportable quand l'enfant est bien pourvu.

De l'intelligence. — Les soins d'une nourrice ne se bornant pas à donner son lait, et le lait lui-même devant être administré avec mesure, il faut une certaine dose d'intelligence pour bien remplir cette fonction. On s'est aussi demandé si le lait qui sert d'aliment exclusif pendant le premier âge, dont les différents éléments vont constituer tous les organes, n'a pas d'influence sur les facultés et les dispositions futures de l'être qui s'en nourrit? Je l'ignore, mais en attendant que l'état de la science permette de résoudre cette question délicate, je redoute les nourrices dénuées d'intelligence, ne fût-ce que parce que la bêtise est maladroite, imprudente, entêtée, et qu'un esprit trop borné n'offre aucune ressource.

De la gaieté du caractère. — Avec les anciens auteurs qui ont traité cette matière, j'attache aussi une certaine importance à la gaieté de l'humeur, à l'enjouement du caractère ; quand la gaieté ne serait qu'un signe de plus de bonne santé, je mettrais un grand prix à cette disposition ; mais elle a encore d'autres avantages pour le bien-être de l'enfant et pour la nourrice elle-même, sur laquelle les contrariétés et les soucis prennent peu d'empire ; un air triste et une physionomie maussade me paraissent un motif suffisant d'exclusion, l'air mélancolique forme un contraste désagréable auprès d'un enfant, et n'est pas propre à l'amuser et à le distraire.

De l'âge des nourrices. — L'âge des nourrices doit être pris en considération : de dix-huit à trente-quatre ans, elles sont dans les meilleures conditions possibles; plus jeunes, elles n'ont peut-être pas acquis toute leur force; au delà de trente-quatre ans, on trouve encore quelquefois de bonnes nourrices, mais cela devient plus rare, surtout parmi les femmes du peuple des villes et en particulier de Paris.

Quelles sont les principales causes qui peuvent déterminer à changer de nourrice? — Je n'entreprendrai pas de passer en revue toutes ces causes, car ce serait revenir sur ce que j'ai dit précédemment des qualités que doivent présenter les nourrices et des conditions qu'il faut rechercher; je me bornerai à citer deux circonstances particulières qui arrivent fréquemment, et qui mettent les familles dans l'incertitude et l'embarras.

Du retour prématuré des époques. — Le retour des époques, avant le moment du sevrage et pendant la durée de l'allaitement, doit-il faire renoncer à se servir d'une nourrice, et cette circonstance a-t-elle une influence assez fâcheuse sur l'état de l'enfant pour que l'on puisse songer à lui en donner une autre?

Cet accident inquiète beaucoup les mères, et nous sommes souvent consultés sur la conduite que l'on doit tenir en pareil cas.

Après avoir attentivement étudié cette question et observé les faits, je dois avouer qu'il est absolument impossible de rien préciser sur ce point.

Il est bien vrai que, de la part de certaines femmes, le retour des époques produit de mauvais effets dont on s'aperçoit tous les mois au dérangement des digestions ou à un état de malaise du nourrisson; chez quelques nourrices même, le lait change assez sensiblement de nature et d'aspect à ce moment, pour que la modification qu'il subit soit appréciable à l'examen; mais il arrive plus souvent encore que cette condition n'exerce aucune influence et que l'enfant ne s'en ressente d'aucune manière. A part donc le cas où le lait éprouve une altération notable, c'est le résultat même qui doit servir de guide, c'est-à-dire que l'état de l'enfant est le meilleur indice de la conduite à tenir; il y a tant de variétés suivant les constitutions et les tempéraments, et une foule d'autres circonstances qui nous échappent, que l'on aurait grand tort d'adopter une règle uniforme pour toutes les nourrices; il serait bien fâcheux de se priver d'une bonne nourrice, et même d'une nourrice passable, par cette seule raison qui est, dans bien des cas, tout à fait insignifiante.

Le retour prématuré des époques est favorisé, chez les nourrices de la campagne qui viennent habiter les villes, par la nourriture abondante et substantielle qu'on leur donne, en même temps qu'elles échangent leur vie active et en plein air contre une vie d'oisiveté, de repos et renfermée; c'est une raison pour ne pas trop s'éloigner de leur régime habituel, et nous verrons plus loin quelle est la conduite la plus sage à tenir [1].

[1] On se demande aussi quels sont les rapports de certains écoulements blancs dont beaucoup de femmes sont affectées avec la sécrétion du lait, et on connaît le sens de l'expression vulgaire, que

Des rapports conjugaux chez les nourrices. — Quelle est l'influence des rapports conjugaux pendant qu'une femme est nourrice? Ce sujet est délicat à traiter, et il est à peu près impossible de donner un conseil positif en pareille matière; voici tout ce que je puis dire là-dessus, et l'observation sera applicable aux nourrices mercenaires et aux mères elles-mêmes.

On ne redoute rien tant que de voir une nourrice communiquer avec son mari, et il n'est pas de précaution qu'on ne prenne, de condition même qu'on n'impose avec plus ou moins de succès, pour empêcher ces relations; on a raison, et il faut autant que possible éviter qu'une nourrice devienne grosse pendant l'allaitement.

On cite, il est vrai, des femmes qui n'ont pas cessé de nourrir pendant toute la durée d'une grossesse survenue trop tôt, et qui même donnaient encore à teter en accouchant; elles n'en ont pas moins fait de très-beaux nourrissons [1], mais c'est là une exception qu'on ne peut

l'on perd son lait. Je crois, en effet, cette circonstance assez défavorable aux qualités d'une bonne nourrice; non pas que le lait puisse, en effet, s'écouler en nature par cette voie, du moins l'analyse de ces matières n'y démontre nullement la présence du lait ou de ses éléments, mais c'est une cause d'affaiblissement pour les nourrices et une sorte de dérivation qui peut bien réagir sur la sécrétion de la glande mammaire.

[1] « La femme de ce monde que je chéry le plus, ha nourri tous mes enfants, tant qu'elle ha eu du lait, et je n'ai pas laissé pour

pas invoquer; il est beaucoup plus ordinaire de voir la sécrétion du lait s'altérer et diminuer, aussitôt qu'un autre organe devient le siége d'un travail, comme celui qui se fait pendant la gestation.

Il est bon néanmoins que l'on sache qu'une continence absolue n'est pas entièrement indifférente pour toutes les femmes dans cette position ; on ne doit pas chercher ailleurs, dans quelques circonstances, la cause de la langueur dans laquelle on voit tomber certaines nourrices; je devais donner cet avertissement afin que l'on en tînt compte à l'occasion.

Du changement de nourrice. — S'il devient enfin nécessaire de changer de nourrice, ce changement est-il à craindre, et y a-t-il quelque inquiétude à concevoir, des précautions à prendre, etc. ?

On s'effraye beaucoup plus que de raison dans l'intérêt de l'enfant, lorsqu'on se trouve dans l'obligation de changer de nourrice; c'est un très-grand désagrément, sans doute, que d'avoir affaire à un nouveau visage, à un caractère différent de celui auquel on était accoutumé, et de recommencer sur de nouveaux frais l'éducation d'une nourrice, qu'il faut former et plier aux ha-

cela de coucher avec elle et lui faire l'amour comme un bon demi à sa bonne moitié, suivant la conjonction du mariage; et (Dieu mercy) nos enfants ont été bien nourris et bien avenus. Je ne donne point conseil aux autres que je ne prenne pour moy. » (Joubert, *Erreurs populaires.*)

bitudes de sa maison; l'enfant, lui-même, n'est pas toujours indifférent à ce changement, à ces mains étrangères, dans lesquelles il passe, surtout quand il a déjà quelque connaissance; il est possible qu'il subisse quelque influence du lait nouveau qu'il prend, ce lait lui-même éprouvant assez souvent une modification par le changement de régime de la nouvelle nourrice : mais il est vrai de dire que la plupart du temps ces effets ne sont que momentanés, ou bien même ils n'ont pas lieu du tout; pour moi, je ne crains nullement le changement de nourrice, et je n'ai jamais vu qu'il en résultât d'inconvénient sérieux pour l'enfant, pourvu qu'on lui donne du bon lait, proportionné à son âge : c'est ce que j'ai observé dans des occasions où, par suite d'accidents fortuits, on a été obligé de changer cinq ou six fois la nourrice d'un même enfant.

Ce n'est pas une raison, toutefois, pour renvoyer une nourrice légèrement, par caprice, sans motif réel; loin de là, je ne saurais trop conseiller de s'en tenir à ce que l'on a quand on est à peu près bien; il y a tant de chances à courir dans cette sorte d'affaire, qu'il faut être très-réservé. Mais si l'on est forcé de prendre ce parti, voici une précaution que je recommande comme très-utile : une fois la détermination prise, il faut la laisser soigneusement ignorer à la nourrice, jusqu'à ce que l'on soit en mesure de la remplacer, qu'on ait fait son choix, et il est bon de ne mettre que le moindre intervalle possible entre l'avertissement et le remplacement; en laissant supposer à la nourrice qu'on se propose de la changer, on risque de la mettre dans de mauvaises conditions d'allaitement par le dépit qu'on lui cause, ou même de la voir partir avant d'être pourvu d'une autre.

Des moyens de se procurer des nourrices. — Quels sont les moyens de se procurer des nourrices et quelles garanties offrent aux familles les établissements chargés de ce soin?

Ce qui concerne les bureaux des nourrices n'intéresse guère que Paris, puisque ces établissements n'existent pas, je crois, dans d'autres villes; mais je n'ai pas cru devoir omettre cette question d'un si grand intérêt pour les habitants de Paris.

Nourrices prises directement à la campagne. — En province on va prendre directement les nourrices à la campagne, et ces nourrices sont connues des familles, ou, dans tous les cas, il est facile de prendre sur elles des renseignements positifs; les accoucheurs et les sages-femmes servent quelquefois d'intermédiaires entre les femmes nouvellement accouchées qui cherchent à se placer, et les familles qui ont besoin de nourrices pour leurs enfants.

A Paris, un certain nombre de nourrices se placent

de la même manière dans les familles qui ont des relations à la campagne, ou qui, allant passer la belle saison dans leurs terres, trouvent des nourrices dans les lieux qu'elles habitent une partie de l'année, où sont situées leurs propriétés, et souvent parmi les paysannes employées à leur service, ou qu'elles connaissent de longue date. C'est sans contredit la meilleure circonstance pour rencontrer des femmes honnêtes et en qui on puisse avoir confiance, quoique cette garantie ne rende pas moins nécessaires les précautions que nous avons recommandées plus haut.

Des bureaux des nourrices. — Mais le plus grand nombre des nourrices qui allaitent les enfants de Paris sont des femmes qui, sans être connues, viennent chercher à se placer par l'intermédiaire de l'administration ou d'établissements particuliers qui les recueillent jusqu'à ce qu'elles aient trouvé des nourrissons.

Ce n'est, je crois, qu'à Paris qu'il se fasse un véritable commerce de nourrices, et qu'il existe un établissement public destiné au placement des nourrices et des enfants allaités à la campagne. Il ne sera pas inutile d'entrer dans quelques détails à ce sujet, et de faire connaître la situation du bureau de l'administration ainsi que le mécanisme du commerce particulier des nourrices : l'état des choses est loin d'être satisfaisant des deux côtés ; d'une part, le bureau de l'administration ne répond plus au but de son institution, et de l'autre, les bureaux particuliers n'offrent presque aucune des garanties désirables. Il n'y a pas d'industrie qui se soit aussi peu perfectionnée et qui, au milieu du progrès général de la civilisation et de l'hygiène publique, soit restée aussi en arrière. On verra, par les faits que nous allons rapporter, combien un sujet si important pour la santé publique et pour la sécurité des familles a été négligé jusqu'ici, et combien il reste à faire pour répondre aux besoins et aux justes exigences de la population.

Bureau de l'administration ou direction municipale des nourrices. — Il existe, comme on sait, un bureau de nourrices principal fondé par l'administration, géré sous sa surveillance et à ses frais, pour procurer des nourrices aux familles qui ne peuvent en aller chercher elles-mêmes pour placer les enfants à la campagne et les faire visiter et inspecter par des agents désignés à cet effet. Ce bureau, situé rue Sainte-Apolline, est ce que l'on appelle la direction municipale des nourrices : il est dans les attributions du conseil général des hospices.

C'est ce que nous aurions de mieux si le cadre était bien rempli, et si cette institution, parfaitement conçue d'après des vues libérales et utiles, n'avait pas dégénéré par des causes que l'on va apprécier.

Voici d'abord, en peu de mots, quelle est l'organisation de cet établissement : les nourrices sont recueillies, par des préposés de l'administration, dans un rayon de vingt-cinq à trente lieues autour de Paris, puis confiées à des surveillantes et amenées à Paris où elles attendent dans le bureau qu'on vienne les demander pour être nourrices sur lieu, ou pour leur confier des enfants à emporter.

Ces nourrices sont préalablement soumises à la visite du médecin nommé par le conseil, et cette visite consiste dans l'examen de la bouche, de la tête, des seins et dans l'examen de l'enfant; l'administration exige des certificats sur la moralité, sur l'âge de la femme, sur celui de son enfant, elle se charge en outre d'inscrire la nourrice, et si celle-ci emporte un enfant pour l'élever chez elle, de le faire surveiller, visiter par un médecin, en cas de maladie, de tenir les familles au courant de son état de santé, et de faire passer le prix des mois de nourrice; tout cela est fait très-libéralement, comme tout ce qui se fait chez nous par l'administration, et pour une légère rétribution à la charge des parents; du reste les nourrices font elles-mêmes leurs arrangements avec les parents, et conviennent du prix de leur location.

Ce serait donc là une très-belle et très-bonne institution, digne de la ville de Paris, si les résultats répondaient au plan d'après lequel elle a été fondée. Mais voici maintenant ce qui est arrivé dans la pratique.

Le public s'est peu à peu habitué à considérer la

direction générale des nourrices, dépendant de l'administration des hospices, comme un établissement élevé au profit des familles pauvres, plutôt que comme une institution destinée à la bourgeoisie, au commerce, à toute cette partie de la population enfin qui, étant dans l'aisance, n'a cependant pas le loisir d'aller chercher elle-même des nourrices à la campagne, d'y surveiller ses enfants, de faire ce que font les personnes riches, libres de leur temps et de leur volonté. Il en est résulté que, par amour-propre de position sociale, le bureau Sainte-Apolline a été abandonné aux classes pauvres, et délaissé par les classes aisées, et, par une conséquence nécessaire, on n'a bientôt plus trouvé dans cet établissement que des nourrices médiocres qui ne pouvaient pas espérer de se placer avantageusement dans de bonnes maisons.

Puis est arrivée l'industrie particulière qui n'a pas tardé à élever une redoutable concurrence contre l'institution de l'administration, concurence qui s'étend et s'agrandit chaque jour, sous laquelle succombe la direction, à tel point que de cinq à six milles nourrices qu'elle fournissait jadis, elle n'en place plus maintenant par année que douze à quinze cents, et, sur ce nombre, à peine il y a-t-il quelques nourrices sur lieu.

Je ne fais pas un mémoire sur cette question administrative ; ce n'est donc pas ici l'occasion d'examiner ce que l'administration aurait pu faire pour atteindre mieux son but, pour lutter avec avantage contre l'envahissement des bureaux particuliers, et surtout pour satisfaire aux besoins de la population parisienne et aux exigences de la santé publique : c'est là une grave question qui se discute en ce moment entre le conseil des hospices, la préfecture de police et l'administration municipale. Nous avons cherché plus d'une fois à attirer l'attention des hommes éclairés qui régissent ces affaires sur ce sujet important qui touche tout le monde ; nous espérons que l'on trouvera le moyen de concilier les intérêts de la direction avec la liberté de l'industrie particulière, en appliquant à celle-ci des mesures de surveillance dont elle a si grand besoin, ainsi qu'on va le voir.

Des bureaux particuliers. — Peu à peu donc, des bureaux se sont élevés, des établissements de nourrices ont été créés par l'industrie particulière, et aujourd'hui ces établissements existent en grand nombre dans Paris.

Mais, pendant que tout se perfectionne, que la concurrence et l'industrie pourvoient largement aux moindres de nos besoins et de nos caprices, le commerce des nourrices se fait encore en plusieurs endroits dans des échoppes, d'un aspect ignoble et repoussant, et si on pénètre dant la plupart de ces bureaux, on trouve de malheureuses femmes, entassées pêle-mêle, dans un état de saleté révoltante, et le plus souvent ayant à peine de quoi se nourrir : c'est là qu'elles attendent le public, et c'est là qu'il nous faut aller chercher les nourrices pour allaiter nos enfants. Aussi, est-il souvent impossible, même à prix d'argent, de se procurer dans Paris une nourrice qui inspire quelque confiance.

D'où vient cet état de choses qui pourra surprendre au premier abord? Parmi les causes qui s'opposent aux améliorations qu'on s'est quelquefois et inutilement efforcé d'obtenir, nous devons signaler l'économie un peu trop rigoureuse avec laquelle les familles traitent l'affaire des nourrices. Si nous parvenions à leur faire mieux apprécier les soins qu'elles doivent apporter à ce choix, et ce que vaut une femme qui se consacre à l'éducation d'un enfant, qui le nourrit de son lait, qui remplace la mère sous ce rapport, nous aurions déjà levé quelques-uns des obstacles qui s'opposent au perfectionnement de cette partie de l'hygiène publique. Nous verrons, en effet, que, par suite d'habitudes sur lesquelles on n'a pas encore entrepris d'éclairer l'opinion, le lait d'une femme est taxé au-dessous de celui d'une ânesse qu'on loue au mois. On ne sait pas tous les frais qu'a été obligée de supporter une nourrice, depuis le moment où elle a quitté son village jusqu'à celui où elle a été arrêtée, et combien elle a entamé le modeste salaire qu'on lui

7.

allouera : c'est là-dessus qu'elle a emprunté de quoi vivre tant bien que mal pendant son séjour à Paris, et qu'elle payera la rétribution au bureau qui l'a reçue et logée.

Conditions de location des nourrices de la part des bureaux. — Voici quelles sont à peu près les conditions de location des nourrices de part et d'autre : les personnes qui se livrent à ce genre d'industrie vont chercher dans les campagnes autour de Paris, dans un rayon de vingt à cinquante lieues, des femmes en état de nourrir; ou bien, ce qui est plus ordinaire, elles les reçoivent par l'intermédiaire de ce que l'on appelle les meneurs. Elles les logent, les mettent en rapport avec les parents qui cherchent des nourrices, les présentent dans les familles ou chez les médecins qui en ont besoin; mais elles ne se chargent, du reste, d'aucune de leurs dépenses, ne les nourrissent pas, et, pour prix des places qu'elles leur procurent, elles prélèvent ordinairement 30 francs que la nourrice paye sur le premier argent qu'elle reçoit. Quelquefois les conditions sont plus dures encore : et le premier mois de location est entièrement absorbé par le bureau qui a fait le placement ; de telle sorte que, pendant tout le temps qui se passe avant de trouver un nourrisson, et ce temps peut, suivant les bonnes ou mauvaises chances, durer quinze jours, un mois, six semaines, les nourrices qui sont arrivées à Paris avec très-peu d'argent, ou même sans aucune ressource, vivent le plus mal qu'elles peuvent, ne mangent que des pommes de terre ou un peu de soupe, afin de ne dépenser que quelques sous par jour; et elles sont à ce régime, précisément au moment où leur état de nourrice et l'influence qu'elles éprouvent du changement de vie, du séjour de Paris, nécessiteraient une alimentation saine et abondante. Doit-on s'étonner, après cela, de rencontrer si rarement, parmi ces femmes, des mines fraîches et reposées, un air de santé et des enfants en bon état et prospères? Elles et leurs enfants ont pâti quelquefois pendant longtemps, quand elles se présentent à notre choix[1].

Mais ne vient-il donc à Paris, pour être nourrices, que des femmes pauvres et incapables de pourvoir con-

[1] On objectera peut-être que les femmes de la campagne ne se nourrissent guère mieux quand elles sont chez elles, et qu'elles ne s'en portent pas plus mal; cela est vrai, mais il ne faut pas oublier l'influence du grand air et du soleil, si puissante à tous les âges et sur toutes les constitutions; j'aurai occasion de traiter ce sujet en parlant du régime des nourrices, et je citerai des femmes de la plus belle santé qui ont fait d'excellentes nourrices, et qui, vivant chez elles comme vivent les paysans en Picardie, ne mangeaient pas de viande une fois par mois; la soupe aux légumes, et souvent du lait caillé avec un morceau de pain bis, composent leur repas; mais ces femmes vivent en plein air et au soleil, et ces deux éléments compensent bien des choses; aussi n'est-ce pas une raison pour croire qu'il peut en être impunément de même à Paris et dans le centre des grandes villes.

venablement à leurs besoins, jusqu'à ce qu'elles entrent dans une bonne maison, et n'y a-t-il pas parmi elles des paysannes d'une certaine aisance, qui prennent ce parti non par nécessité, mais seulement pour ajouter au bien-être de leur ménage?

Rien n'est plus rare que de trouver des nourrices semblables dans les bureaux; la plupart de celles qui nous arrivent par cette voie sont de pauvres femmes dans un état très-voisin de la misère, et des femmes de petits cultivateurs ne se décident guère à quitter leur maison où leur présence est si nécessaire, pour venir chercher à Paris le médiocre avantage qu'elles retirent de ce déplacement, en donnant leur temps et leur lait à des enfants de familles aisées ou même riches. En peut-il être autrement avec les faibles profits qui leur en reviennent, diminués de tous les frais dont nous avons parlé? On en jugera d'ailleurs par ce que nous avons observé nous-même en plusieurs circonstances, ainsi que nous le dirons tout à l'heure.

Prix de location des nourrices. — Le prix moyen de location d'une nourrice sur lieu est environ de quarante à soixante francs par mois dans les bonnes places; il ne va bien souvent qu'à quarante ou quarante-cinq francs, et ce n'est que dans les très-bonnes maisons qu'il s'élève à soixante-dix et quatre-vingts francs; le nombre des familles où l'on donne cent francs est extrêmement restreint, et on pourrait facilement les compter dans Paris. Il est bon que l'on sache qu'une ânesse, que l'on prend chez soi pour avoir son lait, se loue ordinairement soixante francs par mois, et on paye même quelquefois jusqu'à cent francs pour cette location.

Peut-on croire que, pour un semblable salaire, de bonnes paysannes jouissant de quelque aisance, si petite qu'elle soit, consentent volontiers à venir à Paris, au risque d'attendre longtemps une place, quelquefois même de n'en pas trouver et d'en être pour leurs frais de voyage, de nourriture et la perte d'un temps précieux? Certes, une somme de mille à douze cents francs est quelque chose pour des paysans, ou pour de petits cultivateurs, et s'il n'y avait à courir aucune des chances que nous venons d'énumérer, si leur placement était assuré en arrivant ici, il est probable qu'un grand nombre de femmes de campagne, propres à faire de bonnes nourrices, telles que nous les désirons, hésiteraient moins à se déplacer et à faire le voyage.

J'ai eu plusieurs fois l'occasion de parcourir quelques villages à vingt-cinq lieues de Paris, et de chercher des nourrices auxquelles j'avais de bonnes places à offrir; je rencontrai beaucoup de malheureuses femmes qui, par suite d'inconduite ou d'un état de misère, n'ayant, pour ainsi dire, pas d'autre ressource, font une sorte de métier de leur position et cherchent à vivre pendant quelque temps, en donnant leur lait aux enfants des villes; mais, ne trouvant pas en elles des garanties suffisantes, si je m'adressais à des paysans passablement établis, vivant du produit de leur travail sur un petit champ qu'ils cultivaient de leurs mains, je ne manquais pas d'être d'abord refusé, et je n'ai réussi, dans quelques cas, à faire accepter mes offres, qu'en proposant un bon prix au-dessus du cours ordinaire : c'est ainsi qu'une des meilleures et des plus belles nourrices que j'aie rencontrées, femme d'un ouvrier carrier, qui possède à peine, en terre, de quoi recueillir les denrées nécessaires à la subsistance de sa famille, habitant une pauvre chaumière du village de Salency, ne s'est décidée à entrer dans l'un des plus riches hôtels de Paris, que sur l'assurance d'obtenir un salaire de cent francs par mois.

Je cite cet exemple, non pour prétendre que tout le monde doive faire de semblables sacrifices, mais pour montrer dans quelle partie de la population, se recrutent les nourrices qui prennent le parti de chercher des places dans Paris, avec les mauvaises chances qu'elles courent en y arrivant. N'y a-t-il pas lieu de s'étonner en voyant que pas une bonne famille bourgeoise ne consente à aller prendre un domestique ordinaire dans les bureaux de placement existant à Paris, tandis que tant de familles aisées acceptent sans y regarder de trop près, des nourrices sans autres recommandations que celles des établissements qui en font commerce?

Il y a, nous devons le connaître, plus d'ignorance que de négligence dans cette conduite, et c'est pour cela que j'ai cru utile de faire savoir quelle est la situation des choses relativement aux nourrices dans la ville de Paris[1].

[1] Tout ce que je dis ici s'applique surtout à ce que l'on appelle les nourrices sur lieu, c'est-à-dire à celles que l'on prend chez soi ; on sent que je n'ai guère à m'occuper dans cet ouvrage des nourrices auxquelles on confie des enfants qu'elles emportent et qu'elles nourrissent chez elles, puisque les règles d'éducation que je trace, les moyens de surveillance que j'indique, ne peuvent pas s'appliquer à des enfants placés loin des parents et dans de semblables conditions. Toutefois il ne sera pas inutile d'avertir que tout ce que j'ai dit du peu de garanties que présentent les femmes que l'on nous offre, pour être nourrices sur lieu, est beaucoup au-dessous de ce qu'il y aurait à dire des nourrices auxquelles la population de Paris confie chaque année quinze ou vingt mille enfants à emporter à la campagne : c'est là surtout que le défaut d'organisation et de surveillance maintient des abus et des manœuvres qu'on n'imaginerait pas au centre d'une ville régulièrement administrée. Il suffira de dire que ce commerce se fait dans presque tous les bureaux (il n'y a, je crois, qu'une seule exception) au moyen de meneurs qui parcourent les campagnes et ramassent tout ce qu'ils rencontrent sur leur route de malheureuses femmes que la misère pousse à trafiquer de leur lait à quelque prix que ce soit ; on conduit ces femmes à Paris dans des établissements qui ne méritent pas ce nom, et qui ne semblent pas faits pour recevoir des créatures humaines ; elles sont, en effet, entassées dans de misérables chambres infectes, sans air, quelquefois dans des espèces de caves ou celliers, où les lits serrés les uns contre les autres ne laissent aucun intervalle entre eux, et où il n'y a pas même de berceaux pour les enfants quand elles les amènent avec elles ;

Défaut de surveillance des bureaux de nourrices. — On s'imagine sans doute que les bureaux de nour-

il faut avoir visité ces lieux, comme je l'ai fait *, pour avoir une idée de l'état de dégradation où paraissent plongées les malheureuses qui y séjournent.

C'est à ces nourrices qu'une grande partie de la population parisienne confie ses enfants : le prix de location varie de douze à vingt francs par mois, sur lesquels la nourrice ne touche guère que la moitié ou les deux tiers, le reste étant perçu par le bureau, par le meneur, etc.; le bureau traite avec les parents, reçoit les mois de nourrice, transmet à la nourrice son médiocre salaire, et se charge de donner des nouvelles de l'enfant. De plus, il peut arriver, et, pour tout dire, il arrive assez fréquemment qu'une nourrice d'un peu plus belle apparence que les autres serve de montre aux parents et que l'enfant ne soit réellement pas confié à la femme que l'on a cru choisir; qu'une même nourrice emporte plusieurs enfants qu'elle allaite comme elle peut, ou bien qu'elle place au rabais chez d'autres femmes de son village; qu'un enfant soit changé de nourrice sans que les parents reçoivent d'avertissement, que l'on ne soit prévenu ni de sa maladie, ni de sa mort, et que l'on continue à percevoir le prix de location pendant plusieurs mois après qu'il n'existe plus; que les meneurs emportent eux-mêmes un certain nombre d'enfants qu'ils distribuent et placent sur leur route, comme ils l'entendent, chez des femmes capables ou non de les nourrir, etc., etc., telles sont quelques-unes des manœuvres qui se pratiquent, et auxquelles on n'a tenté jusqu'ici de mettre ordre que par des moyens tout à fait insuffisants.

Comment s'étonner après cela de l'effrayante mortalité des enfants de cette condition, dans cette période de la vie? elle n'est pas

* Pendant que j'étais occupé à rédiger cet ouvrage, j'ai été chargé par le ministre de l'intérieur, et par M. le préfet de police, de faire une inspection médicale de tous les bureaux particuliers de nourrices existant dans Paris, et de présenter un rapport sur l'état dans lequel ils se trouvent, sur les moyens de surveillance qu'il conviendrait de leur appliquer, en un mot, sur le plan général à adopter pour améliorer ce service.

rices sont soumis, de la part de l'administration, à une surveillance analogue à celle qu'elle apporte pour une foule d'autres objets qui n'intéressent pas à un si haut degré l'hygiène et la santé publique; on est loin de croire que de semblables établissements soient presque entièrement abandonnés à eux-mêmes, et surtout qu'il n'y ait aucun service médical chargé d'examiner les femmes de ces espèces de dépôts où l'on va chercher, chaque jour, les nourrices dont on a besoin; tel est pourtant l'état des choses, et on le concevra, en réfléchissant à la manière dont ces bureaux se sont successivement établis. Leur existence n'a, pour ainsi dire, rien de régulier, et ils sont jusqu'ici plutôt tolérés qu'approuvés; ils se sont élevés peu à peu, presque clandestinement, à côté du

de moins de un sur trois ou quatre, lorsqu'elle ne devrait être que de un sur six ou sept; on peut affirmer, sans crainte d'exagération, qu'il meurt ainsi annuellement, pour Paris seulement, deux ou trois mille enfants qui pourraient être sauvés sans compter les infirmités que contractent un certain nombre de ceux qui échappent; combien de causes de dépérissement pour la population!

Au reste, il y a quelque chose de consolant dans l'état déplorable que nous signalons ici relativement aux nourrices : c'est que le mal est tel, il est si palpable, la plupart des bureaux de nourrices font un contraste si repoussant au centre de notre ville, qu'il est impossible que l'on tarde longtemps encore à y apporter remède; il suffit que l'opinion soit éclairée, qu'un pareil état de choses soit sérieusement signalé à l'attention et au zèle des magistrats, chargés de veiller aux intérêts de la santé publique, pour qu'une réforme soit promptement entreprise; j'exposerai mes idées à cet égard, dans le rapport dont je suis chargé.

bureau régulièrement institué sur lequel l'administration publique fixait d'abord exclusivement son attention; et ce n'est que depuis qu'ils ont pris une grande extension, que l'on songe à s'en occuper, tant à cause des résultats fâcheux qu'une telle concurrence a produits pour le bureau central, qu'afin de les régulariser et de les soumettre à une surveillance efficace dont on sent de plus en plus la nécessité. Les bureaux particuliers sont maintenant trop multipliés, et la libre concurrence de toute espèce d'industrie est entrée trop avant dans nos mœurs, pour qu'il soit facile d'arrêter leur développement; aussi s'occupe-t-on sérieusement de cet objet en ce moment, ainsi que nous l'avons dit. Mais, en attendant qu'on réalise le plan auquel M. le préfet de police concourt, pour sa part, avec le zèle et les lumières qu'il apporte en toutes choses, il est bon que la population soit avertie et qu'elle sache à quoi s'en tenir pour le présent. Elle pourra d'ailleurs contribuer elle-même à améliorer l'état de choses actuel, et faciliter beaucoup les perfectionnements que l'intérêt général réclame, en faisant aux nourrices de meilleures conditions; ne serait-il pas juste et convenable, par exemple, que les familles supportassent les frais de location et qu'elles payassent aux bureaux le droit qu'ils prélèvent, au lieu de les laisser à la charge des nourrices? N'est-ce pas plutôt aux parents à supporter cette dépense, de même qu'ils payent le prix du voyage de la nourrice et de celui du retour de son enfant qu'elle renvoie dans son pays, quand elle prend un nourrisson? Or, je suis persuadé que ce simple changement dans les usages adoptés, que cette seule amélioration concourraient, d'une part, à attirer un plus grand nombre de nourrices passables et, de l'autre, détermineraient les spéculateurs à mettre leurs bureaux sur un meilleur pied[1].

Je me suis appliqué, dans ce que je viens d'exposer, à éviter toute exagération, mon but étant non de répandre inutilement l'inquiétude, mais d'éveiller la sollicitude des familles et de les éclairer. Je n'ai pas fait mention de mille ruses qu'emploient les nourrices, tantôt pour dissimuler leur âge, tantôt pour cacher celui de leurs enfants, de manière à faire passer un lait vieux pour un lait jeune; je n'ai pas voulu parler de la sub-

[1] Nous appelons de tous nos vœux le moment où l'on verra des établissements de nourrices bien tenus, où les nourrices seront couchées dans des dortoirs aérés que l'on sera admis à visiter; nous voudrions que la principale base de la nourriture, c'est-à-dire une certaine dose de pain, de viande, de légumes et même un peu de vin leur fussent fournis chaque jour; qu'elles fussent transportées à domicile et à travers Paris, non plus à pied et dans la crotte, mais dans des tapissières, et ce n'est pas être bien exigeant, maintenant que les moindres denrées, et que les ânesses d'un certain établissement, sont voiturées de cette manière; que les bureaux fussent sous la surveillance immédiate de médecins chargés d'examiner, non pas une fois et en courant, mais régulièrement, la santé des nourrices, l'état de leurs enfants, etc.

stitution des enfants que l'on présente les uns pour les autres, de manière à montrer un beau nourrisson à la place de l'enfant, chétif et malingre, qui appartient à la mère ; des femmes qui viennent sans enfants, et qui en présentent un qu'elles empruntent à une compagne, etc., etc.; j'ai mieux aimé rester au-dessous de la vérité que d'aller au delà ou même que de la dire tout entière ; les faits que j'ai cités sont suffisants pour servir d'avertissement. Je suis loin d'ailleurs d'affirmer qu'il n'existe pas de bureaux plus dignes de confiance les uns que les autres ; il en est quelques-uns auxquels on a peu à reprocher et qui font tout ce que comporte l'état actuel de cette industrie; c'est à l'administration à leur imposer la surveillance médicale qui leur manque.

Précaution à prendre relativement au salaire des nourrices. — Je recommanderai, en terminant l'examen de ce sujet, une précaution utile à prendre quand on fait prix avec une nourrice ; c'est de ne s'engager que pour une somme un peu inférieure à celle que l'on est réellement dans l'intention de donner, se réservant de la compléter si la nourrice se conduit bien. Veut-on bien, par exemple, payer soixante francs par mois, il sera prudent de ne s'engager que pour cinquante, promettant le reste dans le cas où l'on sera tout à fait content ; je blâme autant la trop grande facilité de quelques personnes à l'égard des nourrices, qu'une réserve et une parcimonie excessives. Il ne faut pas oublier que l'appât du gain est un des plus grands moyens d'agir sur elles et de les contenir, et il ne faut jamais se mettre à leur discrétion; les meilleures ne tardent pas à en abuser.

Du choix à faire relativement aux divers pays d'où viennent les nourrices.—Y a-t-il un choix à faire relativement aux divers pays d'où nous viennent le plus grand nombre de nos nourrices? On sait que la Bourgogne jouit de la faveur générale dans le public, et qu'elle a depuis longtemps le privilége de fournir de nourrices les maisons riches; rien ne me semble justifier cette préférence exclusive. Voici le résultat des relevés faits pour un grand nombre d'années, au bureau central de l'administration.

Les pays où les enfants envoyés en nourrice s'élèvent le mieux et où la mortalité qui les atteint est la moins grande, sont les pays de culture, où chaque ménage de paysans, même les moins à l'aise, possède une vache. La Normandie est, sous ce rapport, en première ligne dans les registres de l'administration, et cela se conçoit; ce résultat tient moins sans doute à des qualités particulières du sang et de la constitution dans ce pays, qu'à un certain bien-être qui est une des premières conditions de la santé, qui permet de donner plus de soins aux enfants et aussi au supplément de nourriture qu'ils trouvent dans le lait d'excellente nature des vaches, quand celui de la nourrice vient à manquer.

Les contrées les plus mal partagées, celles où la mortalité des nourrissons est la plus forte, sont les contrées qui n'ont ni culture ni bestiaux; où les paysans, tous ouvriers proprement dits, comme dans les pays de fabrique, ne possèdent ni terre, ni vache. Les pays d'agriculture sont donc préférables, quand il s'agit de placer un enfant en nourrice à la campagne, mais pour prendre des nourrices chez soi, ces circonstances perdent beaucoup de leur importance, et je suis d'avis qu'on trouve de bonnes nourrices partout, pourvu qu'on sache y apporter le soin nécessaire.

Des nourrices des environs de Paris. — Pour les nourrices des environs de Paris, dans un rayon de quatre à cinq lieues, elles ne sont pas très-recherchées, et on redoute pour elles l'influence de la proximité de la capitale; et pourtant il m'est démontré qu'on trouve dans les villages de la banlieue, où règne une grande aisance, d'excellentes nourrices sous tous les rapports; elles ont, il est vrai, des prétentions plus élevées que les paysannes venant de plus loin; il est rare qu'elles acceptent moins de soixante-dix à quatre-vingts francs par mois.

Comment doit-on se conduire avec les nourrices, et comment doit être réglé l'allaitement? — La nourrice étant admise, voyons comment on doit *se con-*

duire avec elle et comment il faut régler l'allaitement de l'enfant?

Nous avons déjà vu que l'allaitement doit être réglé de manière que l'enfant prenne ses repas à des heures à peu près fixes, à des intervalles suffisants pour lui laisser le temps de digérer, et non pas sans ordre et à toute heure, en mettant les digestions l'une sur l'autre, sans lui donner le temps de les achever. En parlant du régime en général, j'entrerai dans des détails précis sur le nombre des repas que doit faire l'enfant.

Il est admis par beaucoup de personnes, et on entend souvent répéter par les gardes, par les nourrices, les bonnes, et même par les parents, que les enfants ne peuvent trop teter, et qu'on ne risque rien de leur laisser prendre tout le lait qu'ils veulent et aussi souvent qu'ils paraissent en demander; cela peut être vrai pour certains enfants et réussit en effet dans quelques cas, surtout quand les enfants ont, ainsi que je l'ai dit précédemment, la faculté de rejeter l'excès de ce qu'ils tètent. Les nourrices abondamment pourvues de lait sont très-portées à suivre cette méthode, à mettre leurs nourrissons continuellement au sein et à les gorger de lait le plus possible, plaçant tout leur honneur dans leur excès de grosseur et d'embonpoint. Mais, outre qu'il n'est pas nécessaire, ni même avantageux, de dépasser une certaine limite en ce genre, ni d'étouffer pour ainsi dire les enfants sous une masse de graisse, le plus grand nombre des enfants des villes s'accommodent mieux d'une nourriture plus modérée, plus proportionnée à leurs forces et à leur constitution moyenne.

De l'allaitement pendant la nuit de la part des nourrices. — Il n'existe pas pour les nourrices les mêmes motifs que pour les mères, de suspendre l'allaitement pendant la nuit.

La raison de cette différence est facile à saisir. La plupart des femmes du monde, qui entreprennent de nourrir leurs enfants, ne sont pas assez fortes pour supporter à la fois la fatigue de l'allaitement en lui-même et celle qui résulte du trouble ou de la privation du sommeil; c'est donc moins pour les ménager elles-mêmes, que dans l'intérêt de la conservation de leur lait, que je leur conseille de suspendre l'allaitement pendant la nuit. Le repos étant une condition indispensable à la sécrétion du lait, le sommeil prolongé devient pour elles une nécessité plus grande, que pour des nourrices que l'on choisit d'une constitution plus robuste; les inconvénients, s'il y en a quelques-uns d'un côté, sont plus que compensés par les avantages de l'allaitement maternel.

Il est donc parfaitement convenable que la nourrice donne à teter pendant la nuit, plusieurs fois même, suivant l'âge et les besoins de l'enfant et suivant que son sommeil est plus ou moins interrompu; mais ici plusieurs recommandations sont importantes, et je les ferai librement sans me laisser arrêter par les idées opposées de la plupart des mères; j'écris pour les éclairer et non pas pour flatter leurs faiblesses ou leurs préjugés.

Loin d'exiger de la nourrice qu'elle donne à teter toutes les fois que l'enfant se réveille et qu'il crie, si ces circonstances se renouvellent trop fréquemment pendant la nuit, toute l'attention des mères doit se porter sur une sage direction à imprimer à cet égard. On ne trouve que trop facilement des nourrices toujours prêtes à pendre l'enfant à leur sein au moindre cri, non point par zèle et par un dévouement éclairé, mais parce qu'au milieu de leur sommeil, elles ont plutôt fait de prendre l'enfant placé à côté d'elles et de le mettre au sein, à moitié endormies, sans se déranger, que de se lever pour s'assurer que rien ne le gêne, de le distraire un moment et de lui donner un peu d'eau sucrée; il en coûte moins à leur paresse de calmer ses cris en le prenant sur elles, de le dandiner sans quitter le lit, que de supporter ces cris quand il le faudrait pour faire contracter à l'enfant de bonnes habitudes, l'accoutumer à dormir dans son lit, ou à savoir y demeurer éveillé sans pleurer; en un mot, pour faire son éducation, car une partie de l'éducation commence dès les berceau et dès le premier jour. Il y a en effet autant à combattre la nonchalance de la nourrice que son excès de zèle; l'une et l'autre cause produisent les mêmes effets dont on se ressentira plus tard, et qui deviendront funestes quand on aura fait prendre à l'enfant de mauvaises habitudes, aussi difficiles à vaincre, une fois enracinées, qu'elles sont faciles à éviter à leur naissance.

La plus simple prudence exige d'ailleurs, comme on sait, que la nourrice s'abstienne absolument de coucher l'enfant avec elle, le moindre danger étant qu'il ne tombe d'un lit élevé où il n'est pas retenu, et les exemples d'enfants étouffés par leurs nourrices en dormant n'étant ignorés de personne; je n'ai pas besoin d'insister là-dessus.

L'enfant nouveau-né n'a pas ordinairement besoin de teter plus de trois ou quatre fois dans le cours de la nuit, et il est bon de l'amener promptement à ne teter que deux fois, depuis le moment où on le couche le soir, jusqu'à celui où on le lève le matin; loin de nuire à son développement, cette mesure favorise sa santé, le sommeil et un sommeil paisible, continu, étant aussi nécessaire à ses forces que la nourriture elle-même. Que l'on considère les enfants en bon état de santé, on verra que presque tous ont un bon sommeil, rarement interrompu, et qu'ils ne se réveillent pas plus de deux ou trois fois dans la nuit pour teter; cette habitude, encore une fois, est facile à faire prendre, avec un peu de soin et de fermeté, en sachant résister à certains désirs capricieux qui se manifestent de très-bonne heure : c'est ainsi que les enfants nouveau-nés sollicitent le sein beaucoup plus souvent qu'ils n'en ont réellement besoin, et cela par un instinct qui leur fait rechercher la chaleur du corps des personnes qui les soignent et le mouvement qu'on leur imprime en les tenant dans les bras ; mais, si on cède à ces premiers désirs, les enfants ne peuvent bientôt plus rester dans leur lit, ils ne dorment plus que sur leur nourrice et les besoins répétés qu'ils expriment de prendre le sein ne deviennent qu'une sorte de prétexte pour obtenir qu'on s'occupe d'eux. Et indépendamment de l'inconvénient de donner à teter sans règle et sans mesure, rien n'est plus mauvais pour les enfants, rien ne les amollit davantage et ne les rend plus pleureurs et plus exigeants que de les tenir continuellement dans les bras, et surtout que de les habituer à dormir sur soi.

Ce que l'on doit chercher à obtenir de la nourrice, c'est donc qu'après avoir donné à teter à l'enfant convenablement, elle apprenne à le calmer, s'il manifeste encore quelque exigence, autrement qu'en le remettant au sein, et qu'après s'être assurée qu'il ne manque de rien, qu'il n'a pas soif, que rien ne l'incommode, qu'il est propre et qu'il n'a pas froid, elle le replace dans son berceau et sache supporter patiemment ses cris s'il le faut, afin de l'habituer à y rester et à y dormir. Il ne suffit pas qu'une nourrice donne son lait à un enfant, que ce lait soit bon et abondant, il est nécessaire qu'elle le donne avec discernement et intelligence.

Je connais tous les prétextes et toutes les raisons qu'on se donne pour se soustraire à cette règle qui demande plus d'ordre et de fermeté, qui assujettit à plus de surveillance, au moins pour les premiers temps, que ne le fait un dévouement moins éclairé et sans mesure ; on se persuade volontiers que l'on est dans des circonstances exceptionnelles, que ce qui est bon pour un autre enfant n'est pas bon pour le sien. Cette idée produit bien du désordre et bien du mal dans l'éducation des enfants, et j'aurai occasion de revenir sur les exagérations, sur les extravagances auxquelles elle donne si fréquemment lieu ; je répéterai plus d'une fois aux jeunes femmes, qu'elles doivent se méfier de l'exaltation dans l'amour maternel dont l'enfant est le premier à souffrir ; mais, j'ai déjà trop insisté pour le moment sur ce sujet, qui doit être traité plus loin, lorsque j'essayerai de faire comprendre jusqu'où va la souplesse de l'enfance, combien elle se plie à tout quand on sait le prendre, et avec quelle redoutable facilité se développent ses instincts capricieux quand on ne sait pas les arrêter à temps.

Du régime des nourrices, de leur nourriture et du choix des aliments. — Quel est le meilleur régime à faire suivre aux nourrices, et y a-t-il des précautions à prendre pour leur alimentation et leur manière de vivre en général?

Il serait facile de répondre à cette question si elle n'était compliquée par des opinions et des préjugés que nous devons combattre, par des habitudes mal raisonnées, par des précautions minutieuses, et quelquefois même par une sorte d'étiquette à laquelle on prétend assujettir les nourrices. Je tâcherai de poser quelques principes clairs qui pourront, je l'espère, servir de guide aux esprits raisonnables.

Parlons d'abord du régime de la nourriture et ne craignons pas d'attaquer l'opinion qui porte à croire que certains aliments sont propres à donner du lait, et certains autres à diminuer sa sécrétion; cette opinion n'a pas de fondement et ne mérite aucune confiance. Tout ce que l'on a dit des propriétés avantageuses des aliments farineux, n'a pas plus de réalité que les craintes attachées à l'usage de quelques substances végétales crues, à celui des fruits, etc.; ce préjugé repose sur une idée préconçue, tirée probablement de l'analogie que l'on a voulu établir avec les animaux qui nous fournissent du lait; ce que l'on doit penser de ces différents aliments rentre dans le principe général que nous allons poser.

Aucune substance alimentaire n'a la propriété de

rendre le lait plus abondant chez les femmes, pas plus que d'en diminuer la quantité ; la seule règle à observer sous ce rapport est la suivante : toute espèce d'aliment qui est bien digéré, que la nourrice supporte bien, auquel son estomac est habitué, convient à la nourrice ; au contraire les aliments réputés les plus sains, dont elle ne fait pas usage habituellement, qui sont trop substantiels ou trop excitants pour son tempérament doivent être évités. Tout se réduit donc, pour les nourrices comme pour tout le monde, à bien digérer ce qu'on mange et à ne pas manger avec excès ; il est impossible d'établir une autre prescription à cet égard.

Ainsi, il n'y a pas de raison de proscrire d'une manière absolue les fruits, la salade même, pas plus qu'il n'y a de motif de rechercher particulièrement certains légumes ou certaines viandes ; c'est la bonne ou la mauvaise digestion qui doit déterminer le choix ; j'en dirai autant des différentes espèces de boissons ; le vin coupé d'eau est bon à celles qui en ont l'habitude, de même que la bière convient aux femmes qui en ont fait usage de tout temps ; mais il n'y a pas de motifs pour attribuer une vertu particulière à l'une ou à l'autre, ainsi que beaucoup de personnes le pensent encore de la bière par exemple, pour favoriser la sécrétion du lait quand elle n'est pas naturellement abondante. Le cidre lui-même réussit très-bien quand on le boit dès l'enfance, et au risque de passer pour bien hardi, j'avouerai que non-seulement je ne le proscris pas, mais que je le recommande pour les nourrices normandes ou picardes, que toute autre boisson incommode bien souvent. Il m'est encore arrivé dernièrement d'en faire donner, avec beaucoup de succès, à une nourrice de Picardie, qui était heureusement placée dans une famille où il n'existe aucune prévention contre des habitudes étrangères à celles au milieu desquelles on vit; la pauvre femme éprouvait une privation si grande du cidre de son village, si supérieur pour elle aux meilleurs vins de France, qu'elle en était affectée au physique et au moral et que sa santé en souffrait; on ne fit aucune difficulté, d'après mon conseil, de se rendre à son désir, et on n'eut pas lieu de se repentir de cette condescendance.

Une fois cette règle admise, il est bien entendu que la modération doit présider au régime des nourrices; en autorisant toute espèce d'aliment, ce n'est pas à dire qu'ils soient tous également bons et sains, et qu'il soit indifférent de se livrer à certains goûts déréglés, à des caprices et à des actes de gourmandise, pour certains mets en dehors de la vie commune et régulière. De même qu'une sage mesure indiquée par le bon sens, doit être observée, quant à la quantité des aliments que l'on prend, de même aussi les mets qui font la base de la vie ordinaire, qui sont consacrés par un long et général usage, doivent principalement entrer dans le régime des nourrices; en recommandant une nourriture variée, composée de viandes et de légumes ordinaires, il est clair que je n'ai pas voulu favoriser le penchant exclusif et désordonné qu'une nourrice pourrait avoir pour les viandes fumées et salées, pour la charcuterie, pour les substances végétales crues mangées avec excès, pas plus que je ne tolérerais l'abus du vin qui, pris dans une mesure convenable, est parfaitement approprié. Autant la minutie et une réserve exagérée sont inutiles et même nuisibles, autant encore une fois la modération est indispensable à tous égards, et je n'ai prétendu combattre que les systèmes exclusifs que l'expérience ne justifie en aucune manière. Pour le café, on sait qu'il forme aujourd'hui, avec le lait, le déjeûner habituel d'un grand nombre de femmes de la campagne, et il n'y a aucune raison pour le refuser, à condition de le prendre léger, comme le font au reste les personnes dont nous parlons.

Il arrive souvent que, dans l'intention de fournir largement aux besoins d'une nourrice, de la mettre en état de bien remplir ses fonctions, de donner à son lait toute l'abondance et la richesse possibles, et aussi pour la satisfaire et se l'attacher davantage en la traitant bien, on lui fait servir une table bien garnie de mets substantiels, on la nourrit de viandes rôties et de légumes bien accommodés; on va, pour ainsi dire, au-devant de ses désirs, et dans la crainte de lui refuser, on provoque son appétit en recherchant ce qui lui plaît d'avantage; cette conduite ne réussit quelquefois que trop bien en ce sens, que des femmes habituées à une vie sobre, frugale, aux privations même, se trouvant tout à coup au milieu d'une cuisine recherchée, abondante, étant excitées par la variété des plats, se livrent à leur appétit un peu plus qu'il ne faudrait, mangent au delà de leurs besoins, et ne tardent pas à éprouver les inconvénients de cette transition si brusque et de ces excès de nourriture. On a grand tort de se comporter ainsi, et on ne saurait, au contraire, apporter trop de soin à se rapprocher, autant que possible, de la manière de vivre des nourrices qui arrivent de la campagne, tout en améliorant dans un degré convenable, le régime un peu trop restreint auquel les assujettissait leur état de fortune; c'est pour cela que les soupes à la viande et aux légumes qu'elles préfèrent, non pas claires et légères comme on les fait dans nos maisons, mais épaisses et bien fournies de pain, de carottes, de pommes de terre et même de choux, leur conviennent merveilleusement, en général.

Des évacuations naturelles des nourrices et des renseignements qu'elles fournissent sur l'état de leur santé. — Comme je ne dois rien omettre dans cet ouvrage de ce qui peut être utile aux personnes auxquelles il s'adresse, je ne puis pas me dispenser d'aborder un point qui fournit, à défaut d'aveux toujours si difficiles à obtenir de la part des nourrices, des renseignements essentiels sur leur santé, sur l'efficacité du régime qu'elles suivent; je veux parler de leurs évacuations naturelles, de leurs garde-robes et de l'état de leurs urines, qu'il est important de surveiller de temps en temps; la constipation, l'échauffement ou le relâchement du ventre sont des états assez fréquents chez ces femmes qui passent d'une vie active, libre, en plein air, à une vie renfermée, contenue et molle; ces incommodités ne sont pas sans influence sur leur santé générale, et par conséquent sur celle de l'enfant; l'examen des urines et des garde-robes, peut donner un avertissement utile, et il y a d'autant plus d'intérêt à ne pas négliger ce moyen de s'éclairer, qu'il est facile d'y avoir recours sans les avertir elles-mêmes et sans les mettre dans un embarras dont elles se tirent souvent en dissimulant la vérité.

De la conduitegénérale à tenir avec les nourrices, et de la manière dont on doit les traiter. — Je n'essayerai pas de poser les règles précises d'après lesquelles on doit se conduire avec les nourrices, relativement au plus ou moins de rigueur qu'il faut apporter à leur égard, au plus ou moins de confiance qu'on doit leur témoigner, en un mot à la manière dont il faut traiter des personnes qui, n'étant pas, à proprement parler, des domestiques, en remplissent néanmoins les fonctions sous plusieurs rapports; cela dépend tellement du genre d'humeur auquel on a affaire, du caractère plus ou moins exigeant que l'on rencontre, des usages et des habitudes de chaque maison, d'une foule de nuances dans les dispositions individuelles et des circonstances extérieures impossibles à prévoir, qu'on ne peut rien dire de général sur ce sujet. Le seul principe d'où l'on puisse partir, c'est de ne jamais se laisser dominer par les nourrices, quelles que soient leurs qualités et tout en ayant pour elles les ménagements qu'elles méritent. Il est nécessaire d'opposer à l'abus qu'elles sont tentées de faire de leur position, du besoin qu'elles supposent que l'on a d'elles, une ferme résolution de s'en défaire, plutôt que de les laisser gouverner et faire la loi ; ce que nous avons vu du peu d'inconvénient de changer de nourrice, pourra encourager les jeunes mères, rassurer leur timidité, et il suffira d'ailleurs qu'elles aient pris leur parti et qu'elles montrent de la décision, pour que ce frein retienne les nourrices exigeantes et capricieuses; si, au contraire, on les habituait à se considérer comme indispensables, si on paraissait s'effrayer outre mesure à l'idée de les perdre, il n'y aurait souvent pas de limites à leurs envahissements. Mais je suis bien d'avis que les nourrices soient bien traitées, qu'on ne les assujettisse pas à des soins trop minutieux, qu'on les récompense de leurs bons services, qu'on les encourage par des témoignages de satisfaction, par quelques cadeaux, et qu'on leur rende enfin la vie douce et heureuse; seulement il faut se garder d'être d'abord facile avec elles, et de se montrer ensuite plus sévère.

De la surveillance à exercer sur les nourrices.— On s'étonnera peut-être de me voir blâmer la surveillance excessive que quelques personnes croient devoir exercer sur leurs nourrices; mais il est vrai de dire qu'une certaine mesure est bonne à garder en cela comme en toute chose : il n'y a pas de femmes qui puissent tenir au joug qu'on leur impose dans quelques maisons, et à la contrainte dans laquelle on les tient; l'esprit le plus doux, le caractère le plus facile, finissent par se révolter contre un assujettissement poussé trop loin, ou bien l'ennui survient, la tristesse et le dégoût arrivent : or, il faut avant tout qu'une nourrice se sente heureuse et contente; si vous lui ôtez toute liberté, si ses moindres mouvements sont épiés, ses allures comprimées; si, dans la crainte de la laisser en contact avec les domestiques, vous la tenez renfermée, vous ne la perdez pas de vue un seul instant; si vous prétendez faire d'une paysanne une femme de salon, une espèce de dame de compagnie, si vous ne lui permettez plus d'agir et de s'égayer à sa manière avec des personnes de sa condition, vous ne tarderez pas à la rendre malheureuse, à lui faire perdre toute sa bonne humeur et sa gaieté, et à lui donner le mal du pays. Cette vie sérieuse et monotone lui deviendra insupportable ; elle ne fera plus son métier qu'avec découragement, et ne se sentira ni attachement ni dévouement pour l'enfant dont on ne lui laissera jamais ni la disposition ni la jouissance.

Comment veut-on, par exemple, que des femmes de la campagne se sentent à l'aise, si la mère, si une femme du monde, les fait coucher, comme on l'exige quelquefois, dans sa chambre, à côté d'elle, près de son lit, les tenant ainsi dans un état de captivité auquel elles ne peuvent échapper un moment ni la nuit ni le jour?

D'autres, oubliant ce que sont les nourrices (des paysannes sans éducation, habituées à des travaux rudes et grossiers), leur imposent, par esprit d'étiquette, une tenue à laquelle elles ne peuvent se plier; c'est ainsi qu'une très-bonne nourrice placée dans une bonne maison, où elle était fort bien traitée, trop bien traitée, ne put supporter la vie de belle dame qu'on voulait lui faire mener, lui prescrivant de s'abstenir de toute autre occupation que de tenir l'enfant, de l'amener au salon, de le conduire à la promenade dans une bonne voiture, sans jamais lui permettre de se livrer avec les autres domestiques à aucune des occupations du ménage, et ne souffrant pas qu'elle se mouillât les mains, de peur de l'enrhumer; cette nourrice, arrivée à un degré d'ennui qui commençait à altérer sa santé, finit par supplier qu'on la laissât rendre quelques services dans la maison, faire quelques savonnages, ne fût-ce que par distraction, et cette seule concession suffit pour lui rendre la belle humeur et la santé.

De la nécessité de faire prendre l'air et de donner de l'exercice aux nourrices. — Il est également indispensable de faire prendre l'air aux nourrices et de leur donner de l'exercice; c'est une condition qu'on est loin encore d'observer comme elle devrait l'être; on ne réfléchit pas assez aux inconvénients d'astreindre immédiatement et sans transition, à une vie sédentaire et renfermée, des femmes qui jusque-là vivaient au milieu des champs, livrées à des occupations d'une tout autre nature. Nous verrons, en parlant du régime des enfants, combien il est bon de les tenir dehors aussi longtemps que possible, et dès les premiers jours de leur naissance; cette habitude n'est pas moins nécessaire pour les nourrices elles-mêmes, pour leur santé, et par suite pour la qualité de leur lait; combien de nourrices qui changent et se détériorent en peu de temps, qui, d'excellentes sous tous les rapports qu'elles étaient en arrivant, deviennent médiocres, perdent une partie de leur lait, et dont le changement n'a pas d'autre cause qu'un défaut de mouvement et d'activité, qu'une privation d'air et d'exercice?

Je sais qu'il n'est pas toujours facile, à Paris surtout et dans les grandes villes, de faire promener les nourrices autant qu'il conviendrait à leur santé et à celle de l'enfant; l'éloignement des promenades, les dangers de la circulation dans les rues, l'inconvénient d'abandonner à elle-même, au milieu des jardins publics, une nourrice avec son enfant, la surveillance qu'il faut y apporter, sont des obstacles plus ou moins difficiles à surmonter suivant la position et l'état de la fortune.

Mais il n'est pas moins vrai qu'il est on ne peut plus avantageux de faire prendre l'air à la nourrice, autant que possible tous les jours, pendant plusieurs heures, par tous les temps ou à peu près ; chacun appliquera ce principe dans la mesure que lui permet sa condition et d'après les règles du bon sens.

CHAPITRE IV

DE L'ALLAITEMENT ARTIFICIEL OU DE L'ALLAITEMENT AU BIBERON

Les enfants des villes, et des grandes villes surtout, étant généralement d'une force moyenne et placés dans des conditions qui sont loin d'être les plus favorables à la santé, demandent des soins, sous le rapport de l'alimentation, que ne réclament pas des enfants robustes, élevés à la campagne en plein air et au soleil; il y a pour eux la même différence que pour nous-mêmes, et les substances qu'ils digéreraient sans peine à la campagne et en plein air, ne leur conviennent pas également lorsqu'ils sont renfermés dans nos appartements et dans nos promenades où l'air ne se renouvelle qu'imparfaitement; aussi l'allaitement artificiel au biberon ou au petit-pot, que l'on voit quelquefois réussir à la campagne, dont l'usage est, dit-on, répandu dans quelques contrées, est-il, comme le démontre l'expérience, la plus mauvaise méthode que l'on puisse adopter à Paris et dans les villes; cette différence ne tient pas seulement aux meilleures qualités du lait à la campagne et dans les fermes, mais à la diversité des conditions hygiéniques générales.

Je ne m'étendrai pas sur ce mode d'alimentation que je condamne absolument et sans réserve à Paris et dans les villes, et que je tolère à peine dans les campagnes, malgré les exemples favorables que l'on peut citer ; ces succès isolés ne prouvent rien. Je ne prétends pas qu'il soit impossible d'élever certains enfants de cette manière; mais c'est mettre gratuitement une foule de chances contre soi, dans une entreprise qui, dans les circonstances les plus avantageuses, présente toujours d'assez grandes difficultés par elle-même.

Au reste, on trouvera, dans le chapitre consacré au régime lacté, tous les renseignements sur le choix que l'on doit faire du lait et sur la manière de l'employer pour les enfants aux divers âges.

CHAPITRE V

DU RÉGIME GÉNÉRAL DES ENFANTS

De la manière dont l'allaitement doit être réglé. — J'ai déjà dit quelques mots de la manière dont l'allaitement doit être réglé, mais c'est ici le lieu d'indiquer précisément la marche à suivre aux différentes époques de la nourriture.

Quel que soit l'âge de l'enfant, il est toujours avantageux de distribuer régulièrement l'allaitement, de telle sorte qu'il prenne des espèces de repas à des intervalles à peu près égaux, très-rapprochés d'abord et successivement plus éloignés.

Les enfants se trouvent beaucoup mieux de cette distribution méthodique de la nourriture, que d'une alimentation irrégulière, qui tantôt met trop de distance entre les repas, et tantôt charge coup sur coup leur estomac d'une nouvelle quantité de substance, sans leur laisser le temps de digérer l'aliment qu'on vient de leur donner. Tous les bons observateurs sont d'accord sur ce point, et il est certain qu'en toute chose l'organisation s'accommode bien de la régularité, ainsi qu'elle le témoigne par le retour régulier de ses actes et par les habitudes qu'elle contracte à l'égard de beaucoup de ses fonctions.

Dans cette question comme dans plusieurs de celles que nous allons traiter, concernant le coucher, l'habillement, les soins de propreté, etc., nous négligerons beaucoup de détails auxquels on a dû s'attacher à une époque où des préjugés bizarres et grossiers régnaient encore ; le progrès des lumières, les notions d'une sage hygiène plus généralement répandues, ayant victorieusement combattu ces préjugés, il serait inutile de revenir sur des points qui ne font plus question aujourd'hui et qui n'embarrassent plus personne ; c'est pourquoi je ne m'occuperai guère ni du maillot, ni du béguin, pas plus que de savoir s'il faut purger l'enfant avant de lui donner à teter pour la première fois ; ce serait méconnaître les services rendus par d'illustres écrivains, que de m'attacherà de semblables questions et de combattre des erreurs qui n'ont plus crédit.

On sait à peu près combien on doit donner à teter à un enfant ; j'ai vu néanmoins assez souvent des parents dans l'incertitude, pour qu'il soit bon de rappeler ce qu'il y a de plus convenable à faire suivant les âges.

Combien de fois l'enfant nouveau-né doit-il teter dans les vingt-quatre heures ? — L'enfant nouveau-né a besoin de teter fréquemment, non pas à chaque instant et sans mesure, comme le pratiquent beaucoup de nourrices, mais à des intervalles rapprochés ; sauf quelques exceptions dépendantes de la force et de l'appétit des enfants, il convient de leur donner à teter environ toutes les deux heures pendant le jour, dans les premiers temps de leur existence : on doit même rapprocher encore les intervalles quand l'enfant est faible, ou bien d'un grand appétit, ainsi, le maximum pourrait être fixé, dans les circonstances communes, à une heure et demie de distance, et le minimum à trois heures. Quant à la quantité de lait que l'enfant prend en une fois, je ne vois aucun inconvénient à ce qu'on le laisse se satisfaire, sauf les cas de prescriptions particulières.

Cette régularité ne peut et ne doit pas être observée d'une manière absolue ; le bon sens indique que si l'enfant dort d'un bon sommeil, au delà du terme auquel il devrait teter d'après la règle, on ne le réveillera pas pour satisfaire à un besoin qu'il ne manifeste pas et pour lui administrer rigoureusement le nombre de repas fixé ; il serait déraisonnable de vouloir introduire une précision mathématique dans l'éducation d'un enfant.

Des enfants qui dorment beaucoup et qui ne se réveillent pas souvent pour teter. — Il est pourtant des cas où le sommeil lui-même, qu'il faut ordinairement respecter, doit attirer l'attention quand il se prolonge au delà de certaines bornes; sans doute, il arrive que des enfants parfaitement bien constitués, forts et bien portants, pourvus d'excellentes nourrices, dorment beaucoup dans les premiers jours de leur existence; l'appétit et le besoin ne se manifestent quelquefois chez eux d'une manière intense qu'au bout de huit ou quinze jours, comme s'ils vivaient d'abord aux dépens de leur excès d'embonpoint; mais il arrive aussi que des enfants faibles ou mal nourris se livrent à un sommeil prolongé lorsqu'ils ne trouvent, dans le lait de leur nourrice, une nourriture ni assez substantielle, ni assez abondante ; il semble que la nature veuille ainsi compenser l'insuffisance de l'alimentation; le sommeil exagéré est donc en certains cas le signe d'une alimentation incomplète, médiocre, et doit appeler l'attention sur l'état de la nourrice; l'examen fera souvent découvrir qu'elle n'a qu'une petite quantité de lait, ou que son lait est pauvre et séreux, et si on observe l'enfant, on ne tardera pas à s'apercevoir qu'il ne profite pas; or, la manière dont l'enfant profite est le plus sûr moyen de juger des qualités de la nourriture qu'il prend, surtout dans les commencements, à l'époque où sa vie n'est encore troublée par aucune souffrance ni par aucun accident [1].

L'allaitement doit se ralentir et devenir moins fréquent à mesure que l'enfant avance en âge, et ce n'est guère que pendant les premiers mois, ou les six premières semaines, que les intervalles doivent être aussi rapprochés; plus tard, il suffit de lui donner à teter toutes les trois heures pour qu'il soit parfaitement nourri, si la nourrice est bonne; il peut même teter moins souvent encore sans inconvénient, s'il trouve chaque fois de bonnes doses de lait dans les seins.

[1] On éprouve souvent une sorte d'embarras à se rendre compte du degré de développement que prend l'enfant et à s'assurer s'il profite réellement comme il devrait le faire; les progrès de l'accroissement sont difficilement saisis par les parents qui ont constamment les enfants sous les yeux. Il y a un moyen bien simple de constater positivement ce progrès; c'est de peser les enfants une ou deux fois par mois. On néglige ce moyen direct par suite d'un préjugé auquel on ferait bien de renoncer dans l'intérêt de sa propre satisfaction et surtout dans l'intérêt de l'enfant.

Le poids d'un enfant, de force moyenne, allaité par une nourrice ordinaire, croît environ d'une livre par mois, jusqu'à six mois.

L'enfant doit-il prendre autre chose que du lait jusqu'à six mois? — Je ne suis pas d'avis que l'enfant prenne autre chose que du lait jusqu'à six mois; si la nourrice n'est pas en état de lui en fournir une suffisante quantité, il faut y ajouter une certaine dose de lait de vache pour suppléer à ce défaut; je reviendrai avec détail, dans un autre chapitre, sur les espèces de lait qui peuvent être le plus avantageusement administrées aux enfants; mais je dois dire dès à présent que je préfère de beaucoup le lait de vache léger, donné pur et sans mélange, à toute espèce de lait coupé d'eau d'orge, d'eau pure, comme on le pratique communément; mais comment peut-on se procurer du lait léger et dans quelles circonstances ce liquide se présentera-t-il avec les conditions que je recommande?

Nous verrons plus loin que le lait de première *traite*, dont j'ai déjà parlé, c'est-à-dire la première portion que l'on obtient en trayant une vache, est celui qui convient le mieux et qui présente les qualités les plus favorables pour suppléer au défaut de lait de la nourrice; on trouve maintenant ce lait, à Paris, dans quelques établissements, et il suffit de précautions bien simples pour en avoir en province et à la campagne. Toutefois, si on éprouve quelques difficultés pour s'en procurer, il faut suivre l'ancien usage de couper le lait ordinaire par moitié avec de l'eau d'orge, pour les enfants jusqu'à trois ou quatre mois.

Des divers procédés pour faire boire les enfants ; des différentes espèces de biberons. — De tous les procédés pour faire boire les enfants, le plus simple est l'emploi d'une timbale d'argent, et ils s'accoutument très-bien à cette manière, pour peu que l'on y mette de soin et d'adresse. Les différents appareils que l'on a imaginés pour cet objet, sous le nom de biberons, et dont les inventions se sont multipliées depuis quelques années, sont néanmoins assez commodes et n'offrent aucun inconvénient ; je n'ai pas de préférence exclusive pour l'une ou pour l'autre des formes données aux biberons actuellemenent en usage ; toutes me paraissent atteindre à peu près bien leur but ; les plus simples et les plus faciles à entretenir propres sont les meilleurs [1].

Je me suis exprimé précédemment sur le mode d'allaitement pendant la nuit, je n'y reviendrai pas.

A quelle époque l'enfant doit-il commencer à manger ? — Parmi les personnes qui ont pour système de commencer à donner à manger de très-bonne heure aux enfants, les unes n'ont d'autre but que de les mieux nourrir, de les rendre forts et vigoureux, les autres veulent éviter les difficultés du sevrage, en les habituant

[1] Je me sers volontiers des biberons de M. Charrière.

le plus tôt possible à prendre d'autres aliments que du lait; mais on peut obtenir ces avantages sans avoir prématurément recours aux soupes et aux bouillies, et sans disposer les enfants à des accidents qui ne se présentent guère avec un régime de nourriture mieux entendu et plus approprié à leur âge.

De l'inconvénient de donner à manger trop tôt. — Je ne rappellerai pas tous les dangers dont les auteurs menacent les enfants qui mangent de trop bonne heure et que l'on empâte inconsidérément d'une nourriture excessive et trop forte; je ne dirai pas qu'on amène ainsi les convulsions et d'autres affections non moins graves. Il me semble inutile d'exagérer les dangers et les menaces dans le but d'effrayer les mères : il suffira de leur citer quelques exemples plus simples et moins terribles pour les amener à faire ce qu'il y a de plus raisonnable.

Je me bornerai donc à leur faire remarquer que les organes de la digestion sont ceux qui s'affectent le plus facilement chez les enfants, que l'intégrité ou le dérangement de ces organes dépend le plus souvent du régime auquel ces enfants sont soumis, et que rien ne les prédispose plus aux mauvaises digestions qu'une nourriture disproportionnée à leurs facultés digestives; si les diarrhées sont souvent la conséquence d'un lait pauvre ou malsain, elles sont aussi déterminées chez les jeunes enfants par des aliments trop copieux ou trop consistants.

Quand ce n'est pas dans les organes digestifs que l'excès de nourriture produit du désordre, c'est sur la peau qu'on le voit quelquefois porter son action. Je ne puis pas douter, par les exemples que j'ai eus sous les yeux, que cette cause ne favorise essentiellement le développement des gourmes ; j'ai vu cette affection survenir chez des enfants trop fortement nourris, et qu'il a suffi de priver de cette surabondance de nourriture pour les guérir d'une affection peu nuisible à la vérité, mais désagréable et qui fait le désespoir des parents.

Ce n'est donc, suivant moi, que vers l'âge de six mois environ qu'il est bon de commencer à introduire dans le régime des enfants autre chose que le lait de leur nourrice et le lait de vache que l'on a pu y ajouter comme supplément ; toutefois je fais exception pour les enfants qui sont nourris par leurs mères, dans le cas où celles-ci n'ont qu'une moyenne quantité de lait et où elles ont besoin d'être ménagées. Si ces enfants sont bien portants sans être trop forts, il pourra être avantageux de leur faire prendre, dès l'âge de trois mois, une bouillie légère préparée avec les fécules que nous indiquerons tout à l'heure. Quant aux enfants allaités par des étrangères, il faudrait que l'on eût de bien bonnes raisons de tenir à leurs nourrices pour accorder à celles-ci le même privilége et les conserver en dépit de l'insuffisance de leur lait.

Ordre et composition des repas. — Voici donc, en nous plaçant dans les conditions ordinaires, quel doit être à peu près le régime d'un enfant parvenu à l'âge de cinq à six mois, et l'ordre dans lequel il sera bon de varier et d'augmenter successivement la nature et la dose de ses aliments.

On commencera par donner, dans la matinée, une seule bouillie bien claire, faite avec l'une des fécules et farines suivantes, que je ne prescris pas d'une manière exclusive, mais qui sont bonnes et agréables : *arow-root, fécule de pomme de terre, fleur de farine séchée au four, crème de riz;* on passera de l'une à l'autre, et on insistera de préférence sur l'une d'elles, suivant le goût et suivant l'état de l'enfant. Ainsi, on choisira de préférence la crème de riz lorsque l'enfant paraîtra un peu relâché; la fécule de pomme de terre convien-dra comme aliment rafraîchissant, l'arow-root comme aliment léger, la farine de froment, au contraire, comme substance très-nourrissante; mais, dans tous les cas, il est bon de varier, d'alterner ces fécules, le changement et la variété dans les aliments étant un point essentiel que nous recommanderons pour les en-fants dès qu'ils sont entrés dans le régime de la vie or-dinaire, non-seulement afin de ne pas les lasser et les dégoûter en leur donnant très-souvent la même substance, mais dans l'intérêt de leur constitution et de leur santé; c'est là, on peut en être sûr, un point important, et si l'on peut dire ainsi, le secret de la bonne alimentation des enfants.

Quant à la quantité dans laquelle ces bouillies seront administrées, elle doit être d'abord fort petite, et ne pas dépasser, en commençant, ce qui peut tenir dans une soucoupe ordinaire, environ six cuillerées à bouche. Bientôt on donnera deux bouillies par jour, puis on ajoutera aux substances que je viens d'indiquer la semoule claire et bien cuite, le vermicelle même, et on arrivera promptement au bouillon gras, c'est-à-dire à de petits potages légers, composés avec les mêmes farines.

Du régime végétal et animal. — Je n'ignore pas que beaucoup de personnes excluent absolument du régime des enfants, même dans un âge plus avancé, toute espèce de viande et le bouillon gras lui-même; mais je suis très-opposé à ce système dans notre climat, et je conseille une méthode précisément contraire : convaincu par expérience du désavantage d'un régime exclusivement végétal pour les enfants de notre pays, je recommande la viande après le sevrage et dès que les enfants ont assez de dents pour broyer le blanc du poulet ou quelque autre chair aussi tendre.

Aussitôt que les enfants peuvent saisir les objets et

les tenir dans la main, on peut leur donner en sus de toute espèce d'aliment, et à peu près tant qu'ils veulent, une croûte de pain sec qu'ils mâchent volontiers, qu'ils sucent, et dont ils n'avalent quelques petites portions qu'après les avoir parfaitement détrempées. Cet exercice des mâchoires les amuse, et a l'avantage de les disposer à manger des substances solides, en même temps qu'il favorise l'évolution des dents en comprimant leurs gencives.

De l'usage du vin. — Je suis très-partisan du vin pour le régime des enfants, et je recommande l'usage des espèces de soupe qu'on leur fait en trempant un peu de pain dans de l'eau rougie, légèrement sucrée. Cet aliment est bon non-seulement pour les fortifier, mais il est très-commode pour la promenade, à laquelle il est si important de consacrer la plus grande partie du jour, dès le plus bas âge ; rien n'est plus facile à emporter ce qui est nécessaire pour un semblable repas. L'eau rougie ne s'altère pas facilement ; elle se conserve bien dans une bouteille, et, ce qui n'est pas indifférent, on ne cause aucun embarras aux personnes chargées du soin des enfants à la promenade : une petite bouteille, une timbale, un morceau de sucre et un peu de pain composent toutes les provisions dont elles ont à se charger. Cet aliment peut être introduit dans le régime de l'enfant dès l'âge de six mois.

Du sevrage. — Vers quel âge et dans quelles conditions doit-on s'occuper du sevrage?

Il n'y a pas d'intérêt à prolonger trop longtemps l'allaitement quand aucune circonstance de santé ne l'exige, et il y a un véritable danger à le cesser trop tôt; il faut donc se tenir dans une moyenne qui est naturellement indiquée par les besoins de l'enfant. C'est ordinairement vers l'âge de douze ou quinze mois que le sevrage doit avoir lieu. A cet âge, si leur éducation a été bien conduite et s'ils se portent bien, les enfants prennent une assez bonne dose d'aliments variés, pour pouvoir être privés sans danger du lait de leur nourrice, et une nourriture plus substantielle convient mieux à l'état de leurs forces et au développement qu'ils commencent à acquérir. Il ne faut pas songer à sevrer les enfants avant de s'être assuré qu'on pourra remplacer le lait par des aliments d'une autre nature, et c'est pourquoi il est nécessaire de leur en donner peu à peu le goût pour les préparer au sevrage : on courrait le risque de les faire pâtir si on interrompait brusquement l'allaitement avant d'avoir habitué leur estomac aux nouvelles substances qui vont faire la base de leur alimentation. La règle générale et invariable est donc que les enfants sachent manger lorsqu'on entreprend de les sevrer.

Du sevrage tardif et du sevrage prématuré. — Or, il est souvent très-difficile de les habituer à de nouveaux aliments quand on s'y prend tard, quand on attend qu'ils aient trop de connaissance ; on éprouve quelquefois beaucoup d'obstacles à faire manger les enfants qui ont exclusivement teté leur nourrice jusqu'à dix mois ou un an, et leur répugnance augmentant à mesure qu'ils croissent, le sevrage devient d'autant plus pénible. J'ai vu des enfants que l'on a eu beaucoup de peine à sevrer, par cette raison, à l'âge de dix-huit ou vingt mois ; on évite cet embarras en les familiarisant de bonne heure avec la nourriture ordinaire, sans oublier les limites que nous avons prescrites en parlant des inconvénients de donner trop tôt une nourriture substantielle.

De l'opposition de certaines nourrices à sevrer. — Les nourrices sont plus ou moins portées à faire manger les enfants, suivant la plus ou moins grande quantité de lait qu'elles ont à leur donner. Dès qu'elles s'aperçoivent que leur lait diminue, elles sont très-disposées à leur donner d'autres aliments, tandis qu'elles résistent autant que possible dans le cas contraire. L'une et l'autre disposition doivent être surveillées, attendu qu'elles ont chacune leurs inconvénients : dans le premier cas, on s'expose à voir l'enfant manger trop tôt et en trop grande quantité ; dans le second, on se prépare des difficultés pour le sevrage. C'est un moyen que les nourrices rusées emploient afin de se rendre plus longtemps nécessaires ; elles savent si bien faire, elles ont tant de bonnes raisons à donner que, si l'on n'y prend garde, si l'on n'y apporte pas une attention sévère, l'enfant arrive jusqu'à quinze, dix-huit ou vingt mois sans prendre à peine autre chose que leur lait, et, outre qu'il profite moins bien, il a tant de répugnance pour toute espèce d'aliment qu'on ne sait plus comment faire, et qu'on éprouve le plus grand embarras pour le séparer de sa nourrice.

En résumé, le sevrage prématuré a l'inconvénient de fatiguer l'enfant, auquel il faut donner une nourriture qui n'est pas encore appropriée à la force de ses organes digestifs, et de le priver d'une ressource précieuse en cas d'incommodité, de souffrances dépendantes d'une dentition trop peu avancée, ou de toute autre cause dérivant du premier âge; l'allaitement trop longtemps continué prolonge, pour ainsi dire, l'état de première enfance, retarde le développement et les progrès des forces et apporte au sevrage des obstacles toujours croissants. Ce n'est donc que dans les circonstances exceptionnelles, en cas de maladie, d'extrême faiblesse, de dentition laborieuse, que la durée de l'allaitement doit dépasser les bornes ordinaires et être portée au delà de quinze mois.

Des précautions à prendre pour le sevrage. — Y a-t-il de grandes précautions à prendre pour le sevrage? Faut-il y préparer longuement l'enfant ou peut-on arriver promptement à le séparer de sa nourrice?

La principale préparation est celle que je viens d'indiquer, c'est-à-dire d'avoir soin de ne priver l'enfant de son lait que lorsqu'il est en état de s'en passer et de supporter d'autres aliments. Cette condition étant remplie, l'enfant se portant bien et étant habitué à manger, il n'y a aucun avantage à traîner le sevrage en longueur; une fois l'époque arrivée et la résolution prise, il vaut mieux, au contraire, cesser l'allaitement promptement et terminer en quelques jours, que de continuer indéfiniment à donner une ou deux fois en vingt-quatre heures un lait qui s'altère et se détériore dès qu'il n'est plus suffisamment sollicité par des succions répétées.

Si l'enfant n'était pas encore entièrement sevré de nuit, il est clair que c'est par là qu'il faudrait commencer. On y parviendra facilement en lui offrant à boire un peu d'eau sucrée d'abord, et bientôt de l'eau pure, chaque fois qu'il se réveille et demande à teter. Mais c'est surtout pendant la nuit qu'il faut se méfier de la nourrice et ne pas trop compter sur elle pour exécuter régulièrement cette prescription; le mieux est de séparer l'enfant d'elle, et de le faire coucher auprès de soi ou d'une bonne en qui on ait confiance.

La saison est à peu près indifférente pour sevrer les enfants bien portants et d'une bonne constitution. Si on a quelque raison particulière de ménager la transition; on préfère laisser passer l'hiver et attendre le printemps ou l'été.

Des moyens artificiels propres à dégoûter l'enfant du lait de sa nourrice. — Dans le cas où les enfants ont peu de goût pour les autres aliments, et où ils sont au contraire très-attachés au sein de leur nourrice, on peut trouver de l'avantage à leur ôter le désir de teter par quelque subterfuge; on y réussit d'une manière à peu près certaine et sans aucun danger, en appliquant sur le mamelon de la nourrice quelque substance d'une saveur désagréable, telle, par exemple, que l'aloès, dont j'ai fait plusieurs fois usage avec succès en pareille circonstance.

Du régime de l'enfant après le sevrage : ordre et composition des repas. — L'enfant une fois sévré, son régime doit se rapprocher de plus en plus du régime ordinaire de la vie commune; les mêmes aliments qui composent nos repas doivent faire le fond de sa nourriture, en évitant toutefois les mets de haut goût, pour lesquels les enfants ont d'ailleurs de l'éloignement. Il est inutile d'entrer dans les détails sur ce sujet, tout le monde comprenant d'avance que la charcuterie épicée, que les viandes fumées, les poissons d'une certaine nature, le gibier faisandé, la plupart des pâtisseries doivent être exclues, de même que les substances excitantes, telles que les vins forts, le café, les sucreries recherchées, et le simple bon sens servira de règle ; les usages établis, les traditions suivies dans les familles ne nous laissent rien d'important à dire : la plupart de ces substances seraient d'ailleurs naturellement repoussées par les enfants, et il est clair que le choix et la variété de leurs aliments ne peuvent porter que sur les mets communs universellement adoptés.

De l'usage du sucre. — Le sucre mérite seul une mention particulière, en raison des préjugés répandus sur cette substance. Il me suffira de dire que non-seulement le sucre employé modérément n'a aucun inconvénient, mais qu'il convient dans une foule de cas, sous une multitude de formes, et qu'il doit nécessairement entrer dans beaucoup de préparations dont les enfants font usage. Donné même avec excès, il est rarement nuisible par lui-même ; son principal défaut est d'ôter un peu l'appétit quand on en mange trop souvent : quant à la propriété échauffante qu'on lui attribue, je la crois, pour ma part, très-peu fondée.

Afin de fixer les idées des mères dépourvues d'expérience, je tracerai, comme je l'ai fait pour les enfants du premier âge, un ordre de repas dont on pourra se rapprocher où s'éloigner plus ou moins, suivant les positions et les circonstances.

Les enfants font leur premier repas dès qu'ils sont

levés. Ce repas se compose ordinairement d'une soupe seulement, soit au lait, soit au bouillon gras, avec du pain ou quelque fécule, quelque pâte, telle que la semoule ou le vermicelle : ce premier déjeuner a lieu vers sept ou huit heures du matin, quelquefois même plus tôt en été.

Vers onze heures ou midi, ils font un second déjeuner plus solide, dans lequel on peut encore faire entrer une soupe, mais accompagnée d'une petite quantité de viande si l'enfant est déjà pourvu de dents pour la bien mâcher. Un peu de volaille, un morceau de côtelette de mouton, de veau, de rôti quelconque, ou de ragoût simple, conviennent très-bien pour ce repas, auquel on ajoute quelquefois, si l'enfant est de bon appétit, quelque légère friandise.

Si l'enfant n'est pas encore en état de broyer convenablement la viande, même coupée en petits morceaux, les œufs à la coque, brouillés, sur le plat, sont d'une grande ressource, et sont bons dans tous les cas, pour varier le régime, à tous les âges.

Sur les trois heures, un nouveau repas léger a lieu. Comme, en parlant de la promenade et de l'exercice, je prescrirai de mettre les enfants presque toute la journée à l'air, ce petit repas se fera ordinairement dehors, et se composera, par conséquent, de substances faciles à emporter ; ce sera une tartine de confitures, une soupe au vin telle que je l'ai décrite, ou bien, un morceau de pain avec un peu de chocolat, ou même, un peu plus tard, un morceau de pain sec.

Quoique moins partisan du pain sec pour les enfants que beaucoup d'autres, plus rigides que moi, je ne verrais aucun mal à ce que, par principe ou par raison d'économie, on les habituât à se contenter de cet aliment à leur goûter.

Enfin, au repas qu'on appelle dîner ou souper, suivant les différents pays, ces dénominations ne changeant à peu près rien aux heures que j'indique, l'enfant mangera de la soupe, un peu de viande, ou quelque légume dès qu'il en aura le goût, tels que pommes de terre, carottes, artichauts, asperges et autres, suivant la saison, et, si l'on veut encore, quelque légère friandise pour dessert.

Les aliments que l'on donne aux enfants doivent être doux, mais non dépourvus de sel, cette substance étant un des éléments les plus nécessaires à l'entretien de l'économie.

Tel est à peu près le régime général que l'on peut adopter, avec toutes les modifications que les circonstances et la position exigent; qu'on s'en éloigne ou qu'on s'en rapproche plus ou moins, l'un des points essentiels est la régularité. Mais il ne suffit pas que les heures soient bien réglées, il faut encore que les aliments soient donnés en qualité et en quantité convenables, c'est-à-dire que les aliments doivent être bien préparés, de bonne nature, que la viande doit être bien cuite et pas desséchée, que les proportions doivent être modérées et à peu près constantes, de manière que l'enfant soit bien nourri, mais non bourré d'une multitude de substances, qu'il ne prenne que très-rarement quelque chose entre ses repas, et qu'une fois mis à ce régime par les personnes qui adopteront nos idées, on ne le laisse pas un seul jour sans avoir sa ration ordinaire de viande sous prétexte que des légumes peuvent bien suffire à la nourriture de l'enfant.

Importance d'un bon régime alimentaire pour les enfants. — On trouvera peut-être le régime que je conseille bien substantiel, et bien éloigné surtout des prescriptions austères de certains philosophes qui recommandent d'habituer les enfants à une nourriture frugale, et de ne pas regarder au choix des aliments, afin de les endurcir de bonne heure et de leur apprendre à supporter toutes les privations de la vie; mais c'est qu'en effet je suis très-opposé à ces principes sévères, que je regarde comme funestes pour la constitution des enfants, particulièrement dans notre climat, où l'on ne saurait apporter trop de soin à consolider l'organisation pour résister aux affections morbides qui s'attaquent de préférence aux tempéraments chétifs et débiles. S'il y a un moyen de combattre la disposition aux productions tuberculeuses, à la phthisie pulmonaire, qui exerce tant de ravages dans les classes pauvres et mal nourries de nos grandes villes, c'est bien certainement, même à tout âge, l'alimentation riche et substantielle. Les privations ne sont pas faites pour l'enfance, et la meilleure manière de disposer les hommes à les supporter un jour avec avantage, c'est de commencer par les nourrir le mieux possible et de leur constituer l'organisation la plus vigoureuse et la plus énergique que comporte leur nature.

Cet avertissement ne devrait jamais être perdu de vue par les parents qui ont quelque raison de craindre pour la constitution future de leurs enfants; on ne saurait prendre trop soin de leur jeunesse, jusqu'à ce que l'âge adulte ait pris le dessus. Il y aurait peut-être à cet égard, et pour une certaine catégorie d'enfants, quelques précautions hygiéniques particulières à introduire dans les pensions et les colléges, dont le régime, à la vérité, s'est notablement amélioré depuis quelques années. Mais ces précautions exigeraient, avant tout, de la part des familles, un degré de franchise bien rare jusqu'ici, à l'égard d'elles-mêmes et à l'égard de leurs médecins, et peut-être aussi, de la part de ceux-ci, plus de courage à dire la vérité en temps utile, et une discrétion à toute épreuve.

Passons maintenant en revue les incommodités les

plus communes qui affectent vulgairement les enfants; occupons-nous surtout de celles qui ont quelque rapport avec le régime, et que l'on combat avantageusement par des modifications dans la nourriture.

Des incommodités les plus habituelles des enfants, et des moyens d'y remédier. — Les plus fréquentes de ces incommodités sont d'abord les dérangements d'entrailles, la diarrhée principalement. Pour les enfants qui tètent, la première précaution à prendre, quelle que soit la cause des accidents, est de supprimer toute autre espèce d'aliment que le lait de la nourrice, pour peu que les mauvaises garde-robes se renouvellent avec une certaine fréquence, quatre ou cinq fois, par exemple, dans les vingt-quatre heures, et même moins souvent, lorsque cet état persiste et que l'enfant paraît fatigué.

Nous devons entrer dans quelques détails sur la nature des garde-robes des enfants, afin de ne négliger aucun des renseignements qui peuvent être utiles aux mères.

Des garde-robes des enfants dans l'état de santé. — Dans un état de santé régulier, les matières des enfants qui tètent sont jaunes, bien liées et d'une consistance moyenne; elles ne présentent aucune trace de matière verte ni de grumeaux blancs semblables à du lait caillé, et qui ne sont en effet, quand ils existent, que la partie caséeuse du lait non digérée. Les évacuations de cette nature ont lieu, suivant l'âge, deux ou trois fois dans les vingt-quatre heures.

De la diarrhée. — L'un des premiers signes de dérangement ou de digestion incomplète est la coloration verdâtre plus ou moins prononcée des matières; et en effet, si on les examine attentivement, on aperçoit des parties de caséum non digéré, sous forme de grumeaux blancs; il existe aussi au milieu de la matière verte de nombreuses gouttelettes de la partie grasse du lait qui a traversé le tube digestif sans être altérée et absorbée : ces gouttelettes ne peuvent se voir qu'au microscope.

Quant à la matiére verte, je dirai en passant qu'elle présente tous les caractères de la bile, quoique plusieurs médecins aient cru devoir lui assigner une autre origine.

Un degré plus prononcé de l'incommodité est constitué par la liquidité des selles, par leur fréquence et leur fétidité. Ces accidents peuvent aller jusqu'à un état de maladie réelle et sérieuse dont je ne dois pas m'occuper dans ce chapitre; je m'arrêterai ici au point où le dérangement cesse d'être une simple incommodité sans réaction générale sur l'état de l'enfant.

Du régime à suivre dans la diarrhée.— La diète de tout autre aliment, excepté du lait de la nourrice, suffit ordinairement pour remédier à ces dérangements. On peut diminuer encore la nourriture en donnant à teter un peu moins souvent; on sait que l'on obtient ainsi deux effets à la fois : celui de charger moins l'estomac de l'enfant, et de ne le charger que d'une nourriture plus légère, le lait de la nourrice se délayant par un séjour prolongé dans ses mamelles. Mais, à moins de maladie grave, la diète ne doit pas aller au delà, car les enfants supportent très-mal la privation de nourriture. C'est un point qu'il ne faut pas oublier, même au milieu des maladies; car, même dans ce cas, il faut tenir compte des effets d'une diète trop rigoureuse. La diète n'est pas pour les jeunes enfants, comme pour les adultes, une précaution toujours bonne à prendre; elle est loin d'être une mesure indifférente et dont on puisse dire que, si elle ne fait pas de bien, elle ne peut pas faire de mal. Qu'on ne l'oublie pas, la diète fait souvent plus de mal aux jeunes enfants que la maladie elle-même; l'immense travail d'organisation qui se fait chaque jour dans leur économie demande une certaine quantité d'aliments réparateurs, et les rend incapables de supporter l'abstinence.

Si les simples précautions que je viens d'indiquer ne suffisent pas pour arrêter les accidents, c'est qu'il existera une affection réelle des organes digestifs, et alors le médecin devra être appelé; ou bien la cause en sera dans la nature du lait de la nourrice, et il faudra porter son attention de ce côté. Il m'arrive assez souvent de trouver, en pareil cas, le lait altéré par la présence des éléments du colostrum (corps granuleux), ainsi que je l'ai décrit plus haut; cette circonstance peut se rencontrer chez les plus belles et les meilleures nourrices, dont le lait s'altère quelquefois au bout de plusieurs mois, sans cause connue. Mais, en supposant qu'on ne découvre dans le lait ni dans la santé de la nourrice aucune altération, je suis d'avis que l'on doit essayer d'en changer, lorsque les accidents se prolongent et s'aggravent, sans aucune raison appréciable d'ailleurs.

Je n'ai pas besoin de parler des petits remèdes que toutes les mères savent employer, tels que lavements émollients, cataplasmes sur le ventre, etc.: ce n'est qu'après avoir fait usage de ces moyens que l'on doit en venir à de plus puissants; mais il est inutile d'insister là-dessus[1].

De la constipation chez les enfants, et des moyens de la combattre. — Un petit nombre d'enfants sont, au contraire, sujets à une constipation opiniâtre, que rien ne parvient à vaincre, ni les lavements, ni les bains,

[1] Quant aux lavements, il ne faut pas abuser de ce moyen, de peur d'en faire prendre l'habitude aux enfants. Lorsqu'on y a eu recours, soit pour arrêter la diarrhée, soit pour combattre la constipation, il faut les suspendre dès que les accidents ont cessé, et attendre que les fonctions se rétablissent d'elles-mêmes; les premières évacuations sont quelquefois difficiles, mais il vaut mieux supporter ce petit inconvénient que de recourir de nouveau et sans retard aux lavements, car il n'y a plus de raison pour y mettre fin, quand on procède ainsi.

ni le choix des aliments les plus rafraîchissants. Quand cet état est momentané, on le combat efficacement à l'aide d'un peu de sirop de chicorée composé, dont la dose est environ d'une cuillerée à café; mais, s'il est habituel, il dépend probablement de ce que l'enfant vit trop renfermé; le meilleur remède est donc de l'exposer au grand air le plus possible. Toutefois, cette disposition paraît quelquefois inhérente à la constitution même, et elle est très-difficile à combattre; elle peut aussi résulter d'une propriété particulière du lait dont l'examen ne rend pas compte. Dans l'ignorance où l'on est à cet égard, on devrait, suivant moi, tenter le changement de nourrice, une pareille disposition pouvant avoir des conséquences fâcheuses, quand elle est portée trop loin.

Après le sevrage, et pour les enfants dont le régime se compose de substances variées, il y a lieu de faire un choix des aliments les plus légers quand ils commencent à éprouver quelque dérangement, à en diminuer la quantité, puis à les mettre aux potages seuls. Quand on aura ainsi réduit leur régime, que l'on aura mis en usage les précautions et les remèdes vulgaires, si les accidents persistent, si la diarrhée s'établit d'une manière permanente, il n'y a plus à douter, il faut avoir recours au régime lacté tel que nous le prescrirons dans un chapitre spécial.

Ici encore je m'arrête au point où finit l'incommodité

et où commence la maladie véritable. Cette limite, il est vrai, n'est pas facile à tracer nettement ; néanmoins on peut distinguer les cas où l'enfant est simplement affecté d'un dérangement d'entrailles, d'une diarrhée plus ou moins fréquente et abondante, mais sans être ce que l'on appelle véritablement malade, sans avoir de fièvre, sans être arrêté dans tous ses jeux, et à plus forte raison sans être obligé de garder le lit, des cas où plusieurs de ces symptômes se joignent d'une manière intense aux troubles de la digestion.

Je sais qu'un simple dérangement dans les digestions, que la diarrhée la plus ordinaire, pour peu qu'elle dure et ne s'arrête pas sous l'influence des premiers remèdes, sont très-souvent traités comme une maladie sérieuse, et qu'on n'hésite pas à imposer une diète sévère, à faire usage de tous les remèdes, cataplasmes, calmants, émollients, à appliquer des sangsues, etc. J'avoue que je suis peu partisan de cette médecine, même quand les accidents deviennent plus sérieux que nous ne l'avons supposé, et que j'ai plus de confiance dans le régime que dans les remèdes. Presque toute la médecine des enfants est dans le régime, mais dans un régime approprié aux différents états et aux constitutions, et suivi avec un soin, une méthode et une régularité que l'on est loin d'y apporter le plus souvent. Ce sujet sera développé plus bas, et je montrerai comment les meilleurs régimes échouent par la manière dont ils sont exécutés.

Du sommeil des enfants. — Je n'ai rien à dire du coucher, et je ne m'occuperai pas de l'emmaillottement, qui n'offre plus d'inconvénients tel qu'il est pratiqué maintenant. On ne s'avise plus guère, même dans les campagnes, d'emprisonner les enfants dans des langes étroitement serrés, et les usages adoptés universellement aujourd'hui sont sages et raisonnables; tout se résume d'ailleurs en ceci : laisser le plus possible aux enfants la liberté de leurs membres et ne pas gêner leurs mouvements.

De l'inconvénient d'habituer les enfants à s'endormir dans les bras ou sur les genoux. — Mais certains abus ont persisté, de nouveaux peut-être tendent à s'établir, qui appellent notre attention. On ne berce plus les enfants, mais on leur fait contracter d'autres habitudes plus funestes encore à leur santé; ainsi beaucoup de mères, par faiblesse ou par défaut de surveillance, permettent qu'on endorme leurs enfants sur les genoux et qu'on ne les place dans leurs berceaux que lorsqu'ils sont complétement endormis : cette circonstance paraît indifférente au premier abord, on n'y attache aucune importance, et on consent volontiers à ce qui peut épargner quelques cris à l'enfant.

Cette habitude est nuisible à sa santé, et elle est également contraire à sa bonne éducation morale, en ce qu'elle le rend exigeant et lui apprend à soumettre les personnes qui le soignent à ses volontés.

D'abord l'enfant ne demande à être tenu sur les genoux que le soir, avant d'être couché dans son berceau et de s'endormir : dans le désir de lui procurer un bon sommeil le plus promptement possible, on cède à ses sollicitations, de peur qu'il ne reste trop longtemps sans dormir, à s'agiter, à crier, et qu'il n'ait une mauvaise nuit. Bientôt ce n'est plus le soir seulement qu'il manifeste cette exigence, mais pendant la nuit, chaque fois qu'il se réveille, et il arrive enfin à ne plus dormir que sur les genoux de sa bonne, de sa nourrice ou de sa mère, ou du moins il ne s'endort que là, et il n'est plus possible de le mettre ni le jour, ni la nuit, tout éveillé dans son berceau. Or, indépendamment de l'interruption qui en résulte pour le sommeil, l'enfant se réveillant ordinairement aussitôt qu'il se sent replacer dans son berceau, la chaleur du corps l'échauffe, les positions vicieuses qu'il prend sur les genoux le fatiguent, nuisent au développement régulier de ses membres ; le sommeil est moins profond et moins réparateur ; et ce qui n'était au début qu'une chose légère, qu'un petit caprice que l'on attribuait à un état de malaise, devient une habitude invétérée, difficile à détruire et très-nuisible à l'enfant.

On ne saurait croire jusqu'où peuvent aller la faiblesse et

l'aveuglement des mères à ce sujet, lorsqu'on n'en a pas été témoin. J'ai vu des femmes pleines de dévouement et de tendresse, remplies de bonnes intentions et d'un esprit distingué, qui se sont laissées aller jusqu'à tenir leurs enfants dans leurs bras toutes les nuits, pendant des années, sous prétexte qu'ils ne pouvaient pas dormir dans leurs berceaux, et qui auraient craint de compromettre leur santé et leur vie même, en les contraignant de rester dans leur lit ; d'autres, ayant habitué leurs enfants à sentir quelqu'un près d'eux en dormant, ne peuvent plus les laisser seuls un instant sans qu'ils se réveillent, tant leur sommeil devient léger, et tant leur instinct, demeurant éveillé, les avertit aussitôt qu'on s'éloigne d'eux ; est-il besoin d'une autre preuve pour montrer combien de semblables habitudes sont à redouter?

L'origine la plus ordinaire de ces mauvaises habitudes remonte à quelque indisposition, à quelque petite maladie de l'enfant, pendant laquelle on n'a pas cru pouvoir maintenir la règle de l'éducation, ni refuser cette espèce de dédommagement à son état de souffrance. Les maladies sont l'écueil de la bonne éducation, je le sais, et je n'ai pas le courage de m'élever contre les condescendances et les faiblesses auxquelles on se laisse aller pendant le cours d'une maladie sérieuse qui met en péril les jours d'un enfant : ce sont là des accidents et des malheurs contre lesquels viennent échouer les meilleurs raisonnements et les préceptes les plus sages; chacun s'en tire du mieux qu'il peut, et revient par degrés aux principes quand le danger est passé. Mais il faut prendre garde de dévier au moindre obstacle, de se laisser intimider par la plus petite menace, et de perdre tout le fruit de ses soins à la première apparence de maladie; une légère indisposition ne peut pas être une raison de se relâcher d'une fermeté qui n'a jamais besoin d'aller jusqu'à la sévérité; et si on ne trouve pas en soi-même la force suffisante pour résister aux caprices et aux larmes d'un enfant qui souffre un peu, l'intérêt bien entendu de son avenir et de sa santé doit servir de stimulant : n'oublions jamais que c'est lui qui sera la victime de nos faiblesses [1].

[1] Les gardes en couches rendent le plus souvent de très-mauvais services sous ce rapport. La plupart ont la détestable habitude de prendre l'enfant dans leurs bras dès qu'il crie; sous prétexte de ne pas le laisser souffrir, dans la crainte chimérique de voir se produire une hernie par les efforts qu'il fait en criant, pour se montrer attentives, zélées, pour se faire valoir, elles s'occupent sans cesse de l'enfant, elles s'empressent, au moindre cri, de le dandiner, de l'endormir sur leurs genoux; elles ont intérêt, en effet, à se rendre utiles de quelque manière, car que feraient-elles au bout de quinze jours auprès d'une femme qui est accouchée heureusement? On aurait grand besoin de gardes intelligentes, bien dressées au métier qu'elles font, et capables d'introduire les jeunes mères inexpérimentées dans une bonne voie. Mais on se fait gardes en couches faute de mieux, et sans aucune notion précise sur la direction de l'en-

De la nécessité de faire dormir les enfants dans leur berceau. — C'est donc une règle invariable que l'enfant dorme dans son lit, et qu'il sache y demeurer éveillé jusqu'à ce que le sommeil arrive. Ce précepte est peut-être plus nécessaire encore pour les enfants délicats et souffrants que pour ceux qui sont dans un état de santé parfait ; aussi j'approuve beaucoup l'usage adopté par quelques personnes en cas de maladie, de coucher l'enfant dans un berceau à roulettes, que l'on puisse trainer dans l'appartement comme une petite voiture, afin de le changer de place et de le distraire : cette méthode vaut mieux que de le tenir continuellement sur soi et dans ses bras.

Comment on peut faire perdre aux enfants l'habitude de s'endormir dans les bras ou sur les genoux de leur bonne. — Mais, une fois la mauvaise habitude prise, est-il donc impossible de s'en délivrer, et la crainte d'exciter la colère et les cris de l'enfant doit-elle arrêter les parents qui, comprenant les inconvénients de cette habitude, voudraient entreprendre une sage et utile réforme?

Non, assurément non; et c'est ici le lieu d'insister sur la merveilleuse facilité des enfants à se plier à tout ce qu'une volonté ferme veut leur imposer. Leur résistance

fance. Heureux quand elles ne sont pas remplies des plus absurdes préjugés.

n'est, le plus souvent, ni très-longue, ni très-opiniâtre, et il est toujours temps, surtout à l'âge dont nous parlons, de reprendre la bonne direction dont on s'est écarté; il suffit de le vouloir et de procéder d'une manière nette et précise. Quand on sait bien ce qu'on veut et qu'on a fait son plan, il faut le suivre avec persévérance. Ces principes sont si simples qu'il serait inutile de m'y arrêter davantage, et ils n'auraient pas besoin d'être confirmés par des exemples ; connaissant, néanmoins, l'excessive timidité des mères, je tâcherai de les rassurer par le récit de quelques faits qui se sont passés sous mes yeux, et qui leur feront apprécier la flexibilité de l'enfance.

Un enfant avait été jusqu'à cinq mois habitué à dormir dans les bras de sa nourrice ; il ne les quittait pour ainsi dire plus, et une partie des nuits se passait à le bercer pour l'endormir, à le replacer dans son berceau, où il se réveillait bientôt, et il fallait le reprendre pour recommencer le même manège sans interruption jusqu'au jour. L'enfant, ne jouissant jamais d'un sommeil paisible, ni d'un complet repos, était fatigué et ne profitait pas comme il aurait dû le faire ; sa santé d'ailleurs était bonne et ne demandait pas de ménagements particuliers.

Le père finit par comprendre combien il y avait d'inconvénients dans cette manière d'élever son enfant; il prit de lui-même et sans autre conseil que le bon sens le parti de faire cesser cette vicieuse habitude.

Dès le soir même il fait mettre l'enfant dans son berceau tout éveillé, et, bien assuré qu'il ne lui manquait rien, qu'il n'éprouvait aucune incommodité, il supporte ses cris sans se détourner de sa résolution. L'impatience et le désespoir de l'enfant ne durèrent pas longtemps, il s'endormit bientôt; et la même pratique, renouvelée pendant quelques jours, suffit pour remettre tout en ordre. Cet exemple pourra servir à rassurer les parents qui craignent de voir tomber leurs enfants en convulsions au moindre accès de colère.

Voici ce qui m'est arrivé à moi-même :

L'un de mes enfants était entre les mains d'une vieille bonne en qui j'avais d'autant plus de confiance qu'elle en avait élevé plusieurs autres avec succès. Cette femme avait cru bien faire en prenant le soin d'endormir l'enfant avant de le mettre dans son berceau, et chaque fois qu'il s'éveillait pendant la nuit, elle le prenait dans ses bras, le promenait, le dandinait jusqu'à ce qu'il fût endormi de nouveau; puis la même circonstance se renouvelait bientôt, et l'enfant avait fini, comme il ne peut manquer d'arriver en pareil cas, par se réveiller sans cesse, et il passait ainsi la plus grande partie de la nuit, dans ces alternatives de veille et de sommeil, bercé et recouché; et ne dormant véritablement que dans les bras ou sur les genoux de sa bonne. Cette méthode fut suivie jusqu'à l'âge de six mois.

Une réforme devenait urgente; voici comment elle a été opérée: je fis placer l'enfant tout éveillé dans son berceau, le soir, à l'heure où on le couchait; il se mit dans une grande colère, poussa des cris, pleura, s'agita, et se montra dans un véritable désespoir; son corps était couvert de sueur, l'eau ruisselait sur son visage.

Je restai près de son lit; peu à peu il devint plus calme; il parut se résigner et prendre son parti; néanmoins ce ne fut qu'au bout d'une heure que le sommeil arriva ce premier jour. La nuit fut déjà meilleure, et l'enfant moins exigeant.

Le lendemain même mesure, mêmes cris et même douleur; mais après une demi-heure tout était fini et l'enfant dormait. Le troisième jour, ce fut l'affaire d'un quart d'heure, et jamais depuis lors il ne fit la moindre difficulté pour être couché dans son berceau tout éveillé. Le sommeil arrive maintenant à l'instant même, profond, régulier, et dure presque sans interruption pendant toute la nuit.

S'il y a des enfants d'une nature rebelle, indomptable, qui fassent exception à cette règle, je suis persuadé qu'ils sont bien rares, et il est très-probable que leur résistance n'est qu'en proportion de la faiblesse qu'ils rencontrent.

On doit habituer les enfants à dormir au milieu du bruit. — Je combattrai également les précautions minutieuses auxquelles on croit bon de s'astreindre pour ménager le sommeil des enfants, pour éviter le bruit autour d'eux dans la crainte de les réveiller; c'est encore là une affaire d'habitude : les enfants ne s'éveillent au moindre bruit que lorsqu'on a poussé trop loin le scrupule pour maintenir le plus grand silence auprès d'eux pendant qu'ils dorment, évitant de remuer, n'osant ni parler, ni marcher, de peur d'interrompre leur sommeil.

Les enfants s'habituent, au contraire, très-facilement à dormir au milieu du mouvement et du bruit, et ils n'en sont nullement troublés ; il est bon d'entretenir cette disposition, afin de les mettre à même de dormir en toute circonstance et en tout lieu, et de leur épargner le désagrément d'être réveillés par le bruit d'une porte que l'on aura fermée avec un peu moins d'attention que de coutume. Il ne faut pas pousser ce système trop loin, ni faire volontairement du tapage auprès d'un enfant qui dort; mes observations se bornent à recommander de ne pas se gêner pour aller et venir dans la chambre de l'enfant, pour ouvrir et fermer les portes et pour y parler à son aise. Il n'y a, je le répète, aucune crainte à avoir de troubler par là son repos, quand on l'y aura habitué tout d'abord, et on lui procurera ainsi l'avantage de n'être ni réveillé ni effrayé quand une circonstance accidentelle déterminera quelque mouvement et quelque bruit auprès de lui pendant qu'il dormira; mais je ne vais pas jusqu'à trouver bon qu'on laisse un enfant couché dans une chambre où l'on reçoit beaucoup de monde, le mouvement et le bruit excessifs étant le moindre inconvénient en comparaison de la chaleur et de la privation d'air dont il a à souffrir en pareil cas.

Du sommeil pendant le jour. — Quant à la durée du sommeil, il ne devient nécessaire de la calculer et de la restreindre que pour le sommeil du jour, dont un grand nombre d'enfants conservent l'habitude beaucoup trop longtemps, suivant moi. On se laisse volontiers persuader qu'il n'y a rien de meilleur pour les enfants que de dormir beaucoup, et plus ils dorment, plus on est satisfait; leur sommeil est en outre, pour ceux qui les soignent, un moment de liberté, de répit; aussi les bonnes aiment-elles à prolonger l'habitude de les faire dormir pendant une ou deux heures au milieu du jour.

De l'avantage de faire cesser cette habitude vers l'âge de dix-huit à vingt mois. — Ce repos est nécessaire pour les jeunes enfants jusqu'à un certain âge, il doit même être fréquent et prolongé pendant les premiers temps de la vie; mais il devient de moins en moins utile à mesure que l'enfant grandit, et il arrive une époque où il est plus nuisible qu'avantageux. Il faut, à mon avis, combattre cette habitude vers l'âge de dix-huit à vingt mois, la faire cesser entièrement, et sevrer les enfants du sommeil de jour, comme on les sèvre du lait de leur nourrice. La raison de cette prescription est facile à saisir.

C'est ordinairement vers le milieu du jour qu'on fait dormir l'enfant, de une heure à trois, c'est-à-dire au plus beau moment de la promenade, et dans certaines saisons même, au seul moment où il soit possible de les tenir dehors et de leur faire prendre l'air. Comment les promener, en effet, pendant l'automne et l'hiver, lorsque les jours sont tellement courts, que l'obscurité et avec elle l'humidité et le froid arrivent dès trois ou quatre heures? Le temps de lever l'enfant, de lui faire sa toilette, conduit jusqu'à la chute du jour, et il n'y a plus moyen de le faire sortir, d'autant mieux qu'il y aurait de l'inconvénient à l'exposer à l'air vif et au froid en sortant de son lit, avec la moiteur du sommeil et impressionnable comme on l'est en se réveillant lorsque tous les pores de la peau sont le plus ouverts. Or, il est si important de faire prendre l'air aux enfants tous les jours, de leur donner de l'exercice à la promenade, qu'il faut tout sacrifier à cette règle, même une partie de leur sommeil, quand ce sommeil ne leur est pas absolument nécessaire; la nuit d'ailleurs compensera bientôt ce qu'ils perdront de leur repos du jour : ils dormiront mieux, d'un sommeil plus profond et plus complet, quand ils seront, d'une part, privés de leur sieste habituelle, et de l'autre, quand ils auront respiré le grand air et pris de l'exercice en plein vent.

Qu'on le remarque, l'habitude de dormir pendant le jour, prive absolument les enfants de trois ou quatre mois de l'année, du peu de soleil dont on jouit à de certaines époques; et c'est ainsi qu'ils s'étiolent et s'amolissent, qu'ils perdent l'appétit, qu'ils restent chétifs, qu'ils ont de mauvaises nuits et qu'ils deviennent, en vivant trop renfermés, accessibles à une foule d'incommodités qu'ils éviteraient par un régime mieux entendu.

Il est donc sage de renoncer au sommeil du jour, quelques mois après avoir cessé l'allaitement; plus jeunes, non-seulement le sommeil est un besoin pour eux, mais il n'a pas même l'inconvénient que nous signalons en ce moment. Les petits enfants dorment très-bien à la promenade dans les bras de leur bonne ou de leur nourrice.

On ne s'aperçoit pas que l'on prend ainsi pour un besoin réel ce qui n'est que le résultat de l'habitude, l'économie ayant si bien la faculté de se plier aux actes qu'elle répète chaque jour, que ceux qu'on lui impose régulièrement ne tardent pas à devenir de véritables nécessités pour elle pour peu qu'elles ne contrarient pas trop directement les lois générales de l'organisation.

On objecte, il est vrai, que certains enfants ont plus que d'autres le besoin de dormir, et que le sommeil du jour leur est indispensable; on se fonde sur la fatigue qu'ils ont éprouvée quand on a été forcé de les en priver par hasard, ou quand on a essayé de rompre cette habitude; mais si on avait mis un peu plus de suite et de persistance, on aurait vu bientôt l'équilibre se rétablir, et en peu de temps les enfants n'y auraient plus songé. J'ai fait sevrer du sommeil du jour des enfants de quinze mois, qui semblaient accablés pendant les premiers jours du besoin de dormir; ils pouvaient atteindre à peine la fin de la journée et l'heure ordinaire de leur coucher; ils ne pouvaient pas même souper avant de se coucher, tant le sommeil s'emparait promptement d'eux; mais cet état pénible ne s'est pas prolongé au delà de huit ou quinze jours, après quoi de nouvelles habitudes étaient prises, et, en définitive, ils n'ont pas plus souffert de ce sevrage que de celui de leur nourrice. Ils n'ont pas tardé à recueillir les bénéfices de leur nouveau régime, ils ont acquis plus de vigueur et se sont mieux développés, tant l'air et le soleil ont d'influence sur le corps à cet âge. Au reste, chacun peut se convaincre des avantages de cette manière d'agir, en remarquant combien les enfants qui n'ont pas l'habitude de dormir pendant le jour sont généralement plus forts et plus fermes sur leurs membres, plus actifs et de meilleur appétit, que ceux du même âge à qui on laisse sans nécessité passer la plus belle partie du jour dans leur lit.

Nécessité de coucher les enfants de bonne heure, et de ne pas les agiter le soir avant le sommeil. — Cette manière d'élever les enfants impose l'obligation absolue de les coucher de bonne heure ; aucune raison, si plausible qu'elle soit en apparence, ni les devoirs de société, ni les réunions et les fêtes de famille, ne permettent de manquer à cette règle quand on veut sérieusement le bien des enfants ; à sept heures jusqu'à l'âge de trois ou quatre ans, à huit heures jusqu'à six ou sept ans, les enfants doivent être couchés ; aussi blâmons-nous de toutes nos forces l'usage adopté dans beaucoup de familles, de faire assister les enfants trop jeunes à de longs dîners, à plus forte raison de les mener dîner en ville, même chez leurs parents, de les retenir au salon le soir au delà de l'heure du coucher. Le sommeil est très-nécessaire aux enfants après l'énorme dépense de force qu'ils font chaque jour, et rien ne trouble plus le calme de leur repos pendant la nuit que l'excitation qu'on leur donne avant de les coucher ; il faut bien se garder de les animer par des jeux excessifs, par une prolongation de veille, au milieu de réunions bruyantes avant de les endormir. J'ai vu des accidents graves survenir chez un enfant à la suite de l'espèce d'exaltation que sa mère lui causait chaque soir avant de le coucher, par des jeux trop animés.

De l'exercice et de la promenade en plein air. — On a vu par ce qui précède quelle est mon opinion sur l'utilité de la promenade et de l'exercice en plein air pour les enfants; on ne saurait attacher trop d'importance à ce point, et j'y insisterai sans cesse. Je ne crains pas de dire que les personnes les plus convaincues des avantages de mettre les enfants à l'air, qui apportent le plus de soin et de régularité à cette partie de leur hygiène, n'en font pas encore assez, et il est très-peu de mères qui fassent sortir leurs enfants autant qu'il le faudrait pour leur constituer une organisation vigoureuse et une santé robuste.

Il n'est pas si facile qu'on pourrait le croire de remplir toutes les conditions que je crois devoir prescrire à ce sujet ; elles exigent une conviction, une force de volonté, une régularité dans la manière de gouverner une maison, peu communes, et dans certaines positions des sacrifices personnels et un dévouement assez rare. On rencontre des obstacles de la part des domestiques, dans ses propres occupations, dans les préjugés et dans la crainte exagérée d'exposer les enfants aux intempéries, qu'il faut savoir lever et braver, pour accomplir cette partie de leur éducation physique.

Tantôt les bonnes ne sont pas prêtes à l'heure où il faudrait partir pour la promenade, sous prétexte de quelque autre besogne dont on les a chargées; tantôt le temps ne paraît pas convenable et on redoute le froid, l'humidité, le vent ou la trop grande chaleur. Les bonnes ne manquent pas d'invoquer l'intérêt de l'enfant pour retarder ou pour abréger la promenade; c'est à une sortie par un temps défavorable que l'on doit attribuer, suivant elles, le rhume ou telle autre incommodité que l'enfant a contractée. Ce que j'avance des bonnes proprement dites s'applique aussi bien aux femmes de confiance, aux gouvernantes même, qui ne sont pas toujours plus empressées de passer cinq ou six heures dehors avec les enfants dont elles sont chargées. Tantôt, enfin, on ne peut pas disposer d'une domestique pour promener les enfants une grande partie de la journée; on est retenu soi-même par les affaires du ménage, par les relations sociales ou de famille, par l'ennui de passer plusieurs heures tous les jours à la promenade ou dans un jardin public, et on se persuade que l'on a fait tout ce que l'on a pu faire, tout ce qui est nécessaire au bien-être et à la santé de l'enfant, en lui faisant prendre l'air durant une heure ou deux; ou bien on croit atteindre le même but en le menant avec soi faire des courses dans la ville, quelques emplettes dans les magasins, ou des visites chez ses amis. Or, il y a aussi loin de là à ce que nous demandons, qu'il y a loin du séjour de la campagne à celui des villes. Il ne s'agit pas de faire respirer l'air extérieur à l'enfant, dans les rues d'une grande ville, de le faire passer de sa chambre dans un salon de visites ou dans une boutique, de lui faire faire une course en voiture, mais de le laisser jouer au grand air [1] pendant la plus grande partie du jour. Et afin d'être bien compris sur ce que j'entends par la plus grande partie du jour, je vais indiquer en quelques mots, pour chaque saison, le nombre d'heures que les enfants doivent passer dehors, comme j'ai tracé autant que je l'ai pu le nombre et la nature de leurs repas. On conçoit que j'ai surtout en vue ici les grandes villes, et en particulier Paris, les enfants élevés dans les petites villes de province, et sur-

[1] *Luftbad* (bain d'air), comme dit Hufeland; cet auteur ne se montre pas moins partisan que moi de la vie en plein air et par tous les temps, dans son petit *Traité de l'éducation physique des enfants*, que j'ai consulté avec fruit : « *Es sollte uns also billig*, dit-il, *ein heiliges, unverletzliches Gesetz seyen, keinen Tag vorbei gehen zu lassen, ohne dem Kinde diesen hœchst wichtigen belebenden Genuss verschafft zu haben*. Ce devrait donc être pour nous une loi sacrée et inviolable, de ne pas laisser passer un seul jour, sans procurer à l'enfant cette jouissance si importante et si vivifiante. » (Voyez *la Macrobiotique ou l'art de prolonger la vie de l'homme*, trad. par A. J. L. Jourdan. Deuxième édition, augmentée. Paris, 1838, p. 459.)

tout les enfants élevés à la campagne, ayant ordinairement à leur disposition des jardins ou des espaces bien aérés, où le temps pendant lequel ils respirent le grand air et jouissent du soleil ne leur est pas compté ; et encore pour ceux-ci mes recommandations ne seraient-elles pas tout à fait inutiles, car les enfants de province sont souvent eux-mêmes tenus renfermés bien plus qu'on ne le croit.

Dans les longs jours et pendant l'été, si on avait partout la liberté dont on jouit à la campagne, il suffirait de dire que les petits enfants doivent rester dehors à peu près toute la journée, depuis l'instant où ils se lèvent jusqu'à l'heure où ils se couchent; mais il y a dans les grandes villes des difficultés dont il faut tenir compte, et qui m'obligent à entrer dans quelques détails.

Les soins du ménage, qui remplissent presque toute la matinée dans la plupart des familles, ne permettent pas toujours de mener les enfants à la promenade avant le déjeuner, c'est-à-dire avant midi. Toutefois on doit s'imposer la règle, autant que possible, de leur faire prendre l'air le matin pendant une heure ou deux, dans la saison des plus beaux jours. Cette première promenade fait beaucoup de bien et de plaisir aux enfants; elle leur ouvre l'appétit pour le second déjeuner, leur donne de la gaieté, et elle serait surtout utile pour ceux auxquels l'habitude de dormir au milieu du jour, pendant la grande chaleur, fait perdre une ou deux heures d'exercice. De midi ou une heure jusqu'à cinq ou six heures, suivant les habitudes de chaque maison relativement aux repas, les enfants doivent rester dehors, sans rentrer à la maison, à moins que le mauvais temps n'oblige absolument à quitter la promenade; nous verrons plus loin jusqu'où il est convenable de pousser les précautions pour les mettre à l'abri des intempéries. Après le dîner ou le souper, de six ou sept heures du soir jusqu'au moment de les coucher, ils retourneront encore à la promenade et ne rentreront que pour se mettre au lit, vers huit heures, et même un peu plus tard s'il n'y a pas trop d'humidité.

Au printemps et à l'automne, il n'est pas toujours possible de partir pour la promenade dès le matin, ni surtout d'y retourner le soir; mais les enfants ne doivent pas y passer moins de quatre à cinq heures de suite, de midi ou une heure au plus tard jusqu'à cinq ou six heures, et il est bon d'exercer la plus grande surveillance pour que les bonnes soient diligentes, toujours prêtes à l'heure, de manière à ne pas perdre un temps précieux.

Enfin, pendant l'hiver, quand les jours sont très-courts, que le soleil ne reste que quelques heures sur l'horizon, que les beaux jours sont rares et la saison rigoureuse, il faut profiter du peu de moments qu'on a à sa disposition pour mener les enfants à la promenade et leur faire prendre de l'exercice. On trouvera encore le moyen de les mettre à l'air pendant trois ou quatre heures, de midi à quatre heures, si on est bien convaincu de l'avantage de cette méthode, si on est vigilant et ferme à l'égard des bonnes, et si on a eu soin de leur faire de cette obligation la première condition de leur service.

J'indiquerai quels soins on doit apporter pour garantir les petits enfants du froid excessif, à l'âge où ils ne sont pas en état de réagir et d'entretenir leur chaleur par le mouvement.

Quant aux mères qui ne peuvent pas disposer de domestiques aussi exclusivement consacrés au service de leurs enfants, c'est à eller de se charger d'une partie de ces soins importants.

Que dirai-je à celles qui n'ont ni la possibilité de donner leur temps à leurs enfants, ni les moyens de payer des domestiques pour les servir? Nous ne pouvons leur demander que de se rapprocher autant qu'elles le pourront des préceptes que nous posons; leur devoir sera rempli; il faut bien que les enfants suivent, en cela comme en toute chose, la condition de leurs parents, et il en est de cette circonstance comme du vêtement, comme de la nourriture, comme du logement et du reste. Pouvons-nous donner à nos enfants tout le bien-être que nous désirerions leur voir, et la nécessité qui qui pèse sur nous ne pèse-t-elle pas également sur eux ?

Il est très-nécessaire de songer de bonne heure aux moyens propres à développer l'enfance, à la fortifier, à consolider sa constitution et sa santé, et de ne rien négliger de ce qui peut établir un bon tempérament; il n'y a qu'un temps pour cela, et bientôt les obligations de la vie, les devoirs de l'éducation intellectuelle et morale, imposeront la nécessité, surtout à l'égard des garçons, d'un régime bien éloigné des conditions hygiéniques les plus favorables. Dès l'âge de sept ou huit ans, ne devient-il pas indispensable d'occuper les enfants d'études sérieuses, de les tenir enfermés pendant des heures entières, et bientôt pendant la plus grande partie du jour dans des écoles, dans des colléges, où ils passeront le reste de leur enfance et leur première jeunesse, appliqués à des exercices sédentaires, que la culture de leur esprit, que les connaissances qu'ils doivent acquérir exigent, mais qui ne sont pas ce qu'il y a de plus propre au développement des forces physiques et à l'énergie de la constitution? Personne ne peut songer à s'élever contre ce régime, qui est une des conditions de notre position sociale, qui est une loi de l'humanité depuis que le travail a été infligé à l'homme; mais il ne faut pas néanmoins oublier combien, dans cette manière de vivre, le physique est sacrifié au moral et à la nécessité de préparer sa carrière : or, depuis que la force physique ne joue plus le principal rôle en ce monde, qu'elle n'est plus directement utile à l'homme, qu'elle semble être subordonnée à l'intelligence, tout, dans l'éducation, tend de plus en plus à développer les facultés de l'esprit aux dépens des forces du corps. Il est temps de réfléchir à cette tendance qui nous entraîne chaque jour davantage, qui pousse les générations actuelles à des excès que les organes ne sont pas toujours en état de supporter, ainsi que le témoignent de trop nombreux exemples de maladies nerveuses et d'affections mentales si répandues aujourd'hui dans la société : que l'esprit affaiblisse le corps, c'est peut-être un mal supportable, mais il ne faut pas qu'il le tue.

Précautions à prendre pour la promenade suivant les âges. — Voyons maintenant ce qui concerne les âges, suivons ce qui convient aux différentes époques de la première enfance, à laquelle nous bornons nos observations dans cet ouvrage, et cherchons à déterminer comment on doit proportionner à ses forces et à sa résistance l'emploi des moyens hygiéniques que nous recommandons.

On tient les enfants beaucoup trop renfermés après leur naissance; c'est à peine si, dans la plus belle saison, on ose les mettre à l'air au bout de quinze jours ou même d'un mois. Cette crainte est véritablement exagérée; l'enfant trouve promptement du plaisir à se sentir dehors par un temps doux, il n'y a rien à redouter pour lui de l'action de l'air et du soleil, on ne peut trop se hâter de l'exposer à cette influence qui est toute bienfaisante pour son développement et sa santé. Au lieu de le laisser dormir enfermé dans une chambre et dans son berceau, ou de ne lui faire prendre l'air qu'à la fenêtre de l'appartement, il convient, dès l'âge de huit ou quinze jours au plus tard, de l'envoyer à la promenade au plus beau moment de la journée; et quand il sera habitué à l'impression de l'air, il devra passer dehors plusieurs heures, soit porté par sa bonne ou sa nourrice, soit dans un jardin, lorsqu'on dispose d'un lieu favorable où l'on peut étendre une couverture ou un matelas; il faut le garantir de l'action directe et prolongée des rayons du soleil, mais non pas l'en priver entièrement. C'est le meilleur moyen de donner du ton à sa peau, et il vaut mieux qu'il soit un peu hâlé, que de rester blafard et étiolé, comme sont beaucoup d'enfants environnés de soins trop minutieux.

L'air vif et même un peu froid n'est pas une condition à redouter pour un enfant en bas âge, pourvu qu'il soit bien enveloppé et qu'on ne le laisse pas trop longtemps sans lui imprimer quelques mouvements; c'est à tort qu'on le retiendrait à la maison dans de semblables circonstances. Dès que l'on a commencé à le promener, il est bon de ne pas manquer un seul jour à lui faire prendre l'air, et il est rare que les plus mauvais temps n'offrent pas quelques instants favorables dont il faut s'empresser de profiter. Une fois cette habitude bien établie, on remarquera combien l'enfant en éprouve lui-même le besoin; il se montrera moins gai et moins dispos quand il n'aura pas fait sa promenade accoutumée. Les enfants élevés en serre chaude ne témoignent pas, il est vrai, un grand besoin d'air, mais cette disposition n'est pas naturelle, elle est le résultat d'une éducation factice qui peut aller jusqu'à leur inspirer une véritable répugnance à sortir.

De l'action du froid sur les enfants nouveau-nés. — L'action d'un froid intense peut être très-nuisible aux enfants nouveau-nés; quand ils viennent au monde en hiver, il est donc raisonnable d'attendre plus ou moins, suivant les circonstances, suivant la rigueur de la saison; trois semaines ou un mois par exemple, avant de les faire sortir; et tant qu'ils ne sont pas en état de réagir par leurs propres forces et par le mouvement qu'ils se donnent, il est sage de ne pas les exposer trop longtemps à l'air quand il gèle, même étant bien vêtus; les très-jeunes enfants se refroidissent facilement, et les vêtements ne suffisent pas à les garantir. On peut bien leur faire prendre l'air, même par le froid et la gelée, mais la promenade doit être courte, d'une heure ou deux au plus, et il faut de la surveillance, car les enfants se laissent pénétrer par le froid sans presque s'en apercevoir et sans manifester ce qu'ils éprouvent. Ce n'est qu'à un certain âge, vers dix-huit mois ou deux ans, et même plus tard encore, qu'ils se plaignent et qu'ils pleurent quand ils souffrent de l'action d'un froid trop intense. Je le répète donc, indépendamment des vêtements dont les enfants nouveau-nés ont besoin d'être enveloppés, pour conserver leur chaleur, il faut éviter un refroidissement trop profond de leurs membres et de leur corps, et la meilleure précaution est de ne pas les exposer pendant trop longtemps de suite à un froid rigoureux.

La même précaution doit les suivre en diminuant progressivement jusqu'à un âge, qui ne peut être autrement fixé qu'en indiquant l'époque où ils sont en état de se donner du mouvement par eux-mêmes, de prendre de l'exercice en courant et en jouant. On peut alors, sans aucune crainte, les abandonner au froid pendant un temps plus long, et même il n'y a pas de mal de les accoutumer à le supporter, de ne pas céder aux premières appréhensions qu'ils éprouvent, de les contraindre doucement à rester dehors, afin de les endurcir peu à peu contre les intempéries. Bientôt ils n'auront aucune répugnance à sortir par la gelée ; la promenade deviendra un besoin pour eux par tous les temps, une jouissance qu'ils réclameront avec instance, et ce régime profitera de toute manière à leur constitution et à leur tempérament.

Un certain nombre d'enfants, tout en se portant bien, sont plus impressionnables, plus douillets qu'ils ne devraient être; il faut combattre cette disposition, et on y réussit avec un peu de fermeté et en ne se laissant pas aller soi-même à des faiblesses et à des craintes exagérées. N'oublions pas que la meilleure manière de les préserver d'une foule de petites incommodités, de les aguerrir contre l'influence des variations atmosphériques auxquelles on ne peut constamment les soustraire, est de diminuer leur susceptibilité, et rien n'est plus propre à les fortifier que de les faire vivre à l'air le plus possible et par tous les temps.

Des incommodités qui s'opposent aux sorties des enfants. — La plupart des parents seraient très-partisans de ce régime en principe, et l'adopteraient volontiers en pratique; mais ce qui vient contrarier leurs vues, les arrêter dans l'exécution, ce sont les indispositions qui surviennent si fréquemment, et auxquelles l'enfance ne peut guère échapper. Ainsi, les souffrances de la dentition, un dérangement dans les digestions, un rhume, sont autant d'obstacles qui dérangent les plans d'éducation, et s'opposent à la pratique régulière et constante du genre de vie que nous recommandons.

Mais, ici encore, il faut prendre garde de tomber dans un système de précautions excessives, et d'appliquer un remède pire que le mal ; c'est ce qui se fait bien souvent, en privant les enfants de sortir pour peu qu'ils toussent ; il n'est pas douteux qu'on ne leur nuise plus en les renfermant pour si peu de chose, qu'on n'aggraverait leur rhume en les menant à la promenade ; et même je suis bien convaincu que la privation d'air est loin d'être un bon moyen contre les rhumes simples ; ils se prolongent souvent bien plus avec de semblables précautions, qu'en continuant le régime ordinaire, pourvu que l'on ait soin de vêtir convenablement les enfants et de leur faire prendre de l'exercice. A qui n'est-il pas arrivé de s'enrhumer aussi bien au coin de son feu, que par l'action du froid extérieur ?

Il est pourtant nécessaire de faire une distinction relative à la nature du rhume et au genre de constitution de l'enfant.

Des précautions à prendre contre les rhumes. — Un rhume ordinaire est une simple incommodité qui mérite à peine quelque attention chez un enfant bien constitué, et pour lequel on n'a aucune raison de craindre une prédisposition fâcheuse du côté de la poitrine ; nous n'entreprendons pas de tracer ici, pas plus que nous ne l'avons fait pour d'autres accidents, une ligne de démarcation précise entre la simple indisposition et le trouble plus sérieux d'une fonction aussi importante que celle des organes de la respiration : mais on peut dire qu'un rhume, même assez fort, chez un enfant bien constitué, procédant de parents intacts du côté de la poitrine, qui ne donne lieu ni à la fièvre, ni à un abattement particulier, qui ne lui ôte ni sa gaieté, ni son entrain, qui ne le prive pas de l'appétit, est un rhume ordinaire, ne méritant pas de grandes précautions. On peut tousser beaucoup dans l'enfance comme dans l'âge adulte, sans aucun inconvénient pour la poitrine et pour la santé générale, pourvu que l'on n'ait pas de fièvre et qu'on ne maigrisse pas. La fièvre est ce qui donne un caractère important aux rhumes, et le symptôme qui fait de cette affection quelque chose de plus sérieux qu'une légère incommodité. Excepté les cas où il se produit subitement une modification particulière dans le timbre de la voix, le rhume, chez un enfant à l'abri de toute prédisposition héréditaire et n'annonçant pas une grande délicatesse de poitrine, ne réclame de véritables précautions et une sorte de traitement que lorsqu'il s'accompagne de fièvre.

Les soins devront se borner à l'usage de quelque tisane émolliente, d'un peu de looch pour la nuit, et dans l'application d'un vêtement un peu plus chaud. J'ai pris le rhume pour exemple, mais j'en dirai autant des autres incommodités qui peuvent affecter les enfants dans la mesure de ce que je viens d'exposer. Les dérangements d'entrailles habituels exigent néanmoins un soin particulier contre l'action du froid et surtout du froid humide.

Le régime d'exercice que je prescris nécessite, comme l'on voit, que les enfants prennent un de leurs repas à la promenade; j'ai indiqué ailleurs ce qu'il y a de plus facile à emporter pour faire leur goûter dehors.

Lorsque les enfants commencent à marcher et à courir seuls, que leurs mouvements ne se bornent plus à faire quelques pas à la main de leur bonne ou à se traîner par terre sur le sable, qu'ils peuvent se donner du mouvement en se livrant à des jeux plus actifs, alors il n'y a plus, ainsi que je l'ai dit, de limite au temps pendant lequel ils peuvent rester à l'air, que celle imposée par les conditions de la saison, par les exigences du service domestique, et par les heures consacrées à leurs repas, à leur toilette, etc. Le froid, la neige, l'humidité, le brouillard, le vent, la chaleur, l'ardeur du soleil, aucune de ces circonstances atmosphériques, quand elles ne sont pas excessives, ne doivent arrêter la promenade quotidienne des enfants, lorsqu'ils se portent bien et qu'on les a habitués de bonne heure à ce régime; tout au plus peut-on être forcé par ces circonstances d'abréger la durée de leur séjour à l'air, mais il ne faut pas manquer de les y exposer chaque jour le plus possible; car une seule journée passée à la maison, dans un appartement, est du temps presque perdu pour leur bien-être et leur santé, et il est très-important de ne jamais interrompre, à moins de nécessité absolue, les habitudes du régime qu'on leur fait suivre.

Comme je suppose que la promenade où l'on conduira les enfants, offrira des abris contre les ardeurs du soleil et contre la pluie, qu'ils y trouveront de l'ombre en été, et un lieu couvert pour s'y réfugier en cas de mauvais temps, je ne vois aucune saison, ni presque aucun état du ciel qui puissent interdire absolument leurs sorties; sans doute, cela arrivera quelquefois, mais très-rarement, très-peu de jours dans l'année n'offrant pas quelques heures favorables dont on puisse profiter; et pour les personnes qui disposent d'une voiture, les enfants peuvent dans tous les cas être promenés pendant au moins une demi-heure.

Telle est la vie que doivent mener les enfants sous le point de vue que nous considérons ici. J'ai dû y insister fortement, au risque de me répéter, tant il a d'importance à mes yeux; c'est une des conditions essentielles de l'éducation physique des enfants, sans laquelle toutes les autres seraient insuffisantes ou inutiles; et si la conduite que j'ai tenue à l'égard de mes propres enfants pouvait donner plus d'autorité à mes paroles et inspirer plus de confiance dans mes préceptes, je dirais qu'il n'est pas une seule de ces recommandations que je n'aie strictement suivie, pour eux, et je n'ai eu qu'à me louer de cette manière d'agir. Ils passent à la lettre leur vie dehors et au grand air, à peu près par tous les temps, quelles que soient leurs petites incommodités, et ce régime est devenu pour eux un si grand besoin et une telle jouissance, qu'on a peine à les retenir quels que soient l'état du ciel et la rigueur de la saison. Or, ils n'ont pas pris cette habitude sans résistance, et on a dû les contraindre quelquefois d'abandonner leurs jeux, ou de quitter un appartement bien chauffé pour sortir par un froid rigoureux, et faire leur promenade de chaque jour. L'un d'eux, fort sensible au froid, a eu quelque peine à se plier à ce régime; on a dû procéder graduellement et l'amener peu à peu à supporter la promenade en hiver. Mais l'habitude a été bientôt prise, et il n'a fallu qu'un mois de persistance et de soins pour le rendre insensible à l'action d'un froid de plusieurs degrés; tant l'enfant est, en cela comme en toute chose, facile à façonner pour qui sait insister, avec prudence, mais sans se laisser rebuter par les premières difficultés.

De la compagnie des camarades pour les enfants. — Il est bon de rechercher pour les enfants des camarades de leur âge, de les associer à leurs jeux et de les habituer de bonne heure à vivre dans la société qui leur convient.

Inconvénients de la solitude. — Cette précaution est particulièrement utile pour les enfants timides et portés à se tenir seuls et à l'écart; ces dispositions ne sont pas très-rares, et on doit les combattre dans l'intérêt du caractère et de la santé : l'un a besoin de se former dans la compagnie d'autres enfants, l'autre souffre de l'inaction dans laquelle le retient la timidité. C'est une circonstance fâcheuse que la solitude où vivent certains enfants du grand monde, que l'on ne veut pas mêler à ceux qu'ils rencontrent dans les promenades publiques, et qui n'ont pas autour d'eux des camarades avec lesquels ils puissent s'ébattre et s'épanouir; la contrainte dans laquelle on les tient donne à leurs jeux solitaires une monotonie et une tristesse qui les fatiguent et les ennuient; ils deviennent farouches et compassés, et bientôt leur corps se ressent du peu de ressort qu'on laisse à leurs goûts et à leurs instincts naturels. N'ayant jamais à lutter contre les volontés et les caprices d'enfants de même âge, à exercer leurs facultés et leur adresse en présence de camarades tantôt inférieurs, tantôt supérieurs ; ne partageant ni leurs jeux, ni leurs contrariétés, ni leurs plaisirs; ne trouvant autour d'eux aucune résistance physique et morale proportionnée à leurs forces et à leur âge, ils deviennent impérieux et pusillanimes, mous de corps et d'esprit, et n'apprennent rien de la vie qui convient à l'enfance. Les parents s'habituent eux-mêmes à craindre pour leurs enfants qu'ils tiennent toujours ainsi près d'eux, sous une surveillance et une protection continuelles, le moindre choc de la part d'autres enfants, la turbulence et la brusquerie des mouvements leur paraît un véritable danger, et ils sentent que leurs enfants ne sont pas de force avec d'autres élevés plus librement; ils redoutent les jeux, les exercices un peu animés, les luttes et les courses si propres à développer l'agilité des membres, et ils craignent une maladie dès qu'ils voient la sueur couler sur leur visage, oubliant que les enfants ne jouent et ne s'amusent réellement qu'entre eux, et qu'il y a toujours moins de danger à livrer à eux-mêmes des enfants de même âge, proportionnés en force, qu'à les mettre entre les mains de personnes plus âgées qui n'apprécient pas leur degré de résistance dans les exercices qu'elles leur font faire.

Je le répète, les enfants doivent vivre, autant que possible, avec les enfants; ils se forment et se développent ensemble, et c'est là leur véritable société. Les enfants élevés seuls sont tristes, et la gaieté est nécessaire à leur bonne santé; la solitude est funeste à leur constitution comme à leur caractère. Tantôt ils restent lourds et inintelligents quand ils n'ont conversé qu'avec des personnes au-dessus de leur âge; tantôt leurs facultés acquièrent un développement prématuré qui nuit au développement de leur corps et détruit l'équilibre et l'harmonie qui doivent exister entre leurs différents organes; les facultés intellectuelles et la sensibilité prenant le dessus, leur corps se débilite et ils deviennent trop impressionnables. C'est ainsi que l'on constitue ces tempéraments irritables, accessibles à une foule d'affections nerveuses si communes dans le monde.

Des vêtements. — Les enfants sont maintenant habillés d'une manière commode, et rien dans la forme de leurs vêtements n'est contraire aux principes de l'hygiène. On peut critiquer la mode adoptée par quelques personnes sous le rapport du goût, mais la santé n'est pas compromise, les enfants n'étant ni trop serrés, ni trop couverts, ni trop exposés à l'action du froid, du chaud, etc., on peut donc à peu près s'en rapporter aux usages actuellement répandus; ce qu'il y a de mieux à faire est de ne pas trop s'en écarter par esprit de système, ou par imitation d'usages étrangers, moins bien appropriés que les nôtres au climat dans lequel nous vivons.

Il y a quelques soins à prendre dans les transitions que l'on fait subir aux enfants en les changeant de vêtements aux différentes saisons, ou bien suivant les circonstances de la journée; on évitera de leur ôter des vêtements chauds pour leur en mettre de plus légers un jour où le temps serait froid, et surtout il sera bon de les tenir très-peu couverts à la maison, de les laisser aller nu-tête dans l'appartement, et de réserver les bonnets, les chapeaux et les casquettes pour la promenade.

De l'usage de la flanelle et de ses inconvénients. — Mes observations se borneraient là, si je ne croyais pas utile d'attaquer l'usage immodéré que l'on fait aujourd'hui de la flanelle pour les enfants. Depuis quelque temps on n'hésite pas à leur faire porter la flanelle sur la peau, sous le moindre prétexte, et la plus légère disposition au rhume, ou à toute autre incommodité, paraît un motif suffisant pour prendre cette précaution; souvent même on y a recours par prévoyance contre les maladies futures, sans aucune indication actuelle, tant la flanelle est en faveur, et fait pour ainsi dire partie du régime et des soins hygiéniques à tout âge.

Il y a plus d'un inconvénient à cet usage adopté sans discernement : d'abord il rend les enfants trop susceptibles en les garantissant avec trop de soin des changements atmosphériques; en outre, ce vêtement si favorable dans certaines circonstances, dont nous parlerons, entretient la peau des enfants dans un état continuel de moiteur qui devient pour eux, surtout quand ils sont faibles, une cause d'épuisement; ils ne peuvent se livrer à aucun mouvement un peu vif sans être couverts de sueur; l'exercice et les jeux les fatiguent, et ils restent mous et indolents. Pour les mettre à l'abri de petites incommodités que l'on n'évite même pas, par ce moyen, on prend une précaution dont ils ont à souffrir chaque jour, qui les énerve soit par la perte que leur cause une transpiration incessante, soit par les émanations que l'on concentre autour d'eux dans des chemises de laine qui s'en imprègnent et qu'on ne renouvelle même pas toujours aussi souvent qu'il le faudrait.

Il faut donc être moins prodigue de la flanelle : ne l'employons pas sans nécessité; réservons-la pour les cas de maladies ou pour les prédispositions déterminées dont il sera question lorsque nous parlerons du régime et du genre de vie que l'on doit faire suivre aux enfants dont la santé est réellement menacée ou altérée. Je me montrerai alors plus scrupuleux et plus sévère qu'on ne l'est communément, n'étant pas d'avis de ces demi-mesures et de ces moyens incomplets, qui ne réussissent qu'à faire vivre des enfants délicats ou chétifs, sans modifier leur constitution et sans leur donner la force qu'ils pourraient acquérir dans des conditions plus largement appropriées à leurs besoins.

Je n'ajouterai qu'un mot pour terminer ce que j'ai dit de la flanelle : c'est qu'il n'est ni aussi difficile, ni aussi dangereux qu'on se l'imagine de la quitter après l'avoir prise et portée pendant plus ou moins longtemps; il suffit de profiter du temps des chaleurs pour se mettre à l'abri de tout inconvénient. Cette simple précaution préserve des suites que l'on pourrait craindre soit à l'égard des enfants, soit à l'égard des adultes, auxquels l'abus de ce vêtement s'est également étendu.

De la toilette, des soins de propreté et des bains.— On ne peut pas entretenir les enfants dans un état de trop grande propreté, et on ne saurait apporter trop de soin à cette partie de leur hygiène. Tous les auteurs sont unanimes sur ce point, et quelques-uns même ont poussé leurs recommandations au delà de ce que nous croyons nécessaires.

La précaution de laver souvent le corps des enfants n'est pas seulement prescrite sous le point de vue de la propreté ; c'est un moyen de les fortifier, de donner du ton à leur peau, de disposer cet organe à bien remplir ses importantes fonctions, et de le prémunir contre l'action des agents extérieurs.

Mais convient-il de laver les enfants à l'eau froide tous les matins de la tête aux pieds, dès leur plus bas âge? Cette méthode, recommandée par des autorités respectables [1], peut avoir de grands avantages quand elle est appliquée avec discernement ; mais elle exige des soins particuliers et une intelligence qu'on ne rencontre pas toujours. Ainsi les lavages à l'eau froide doivent être

[1] Hufeland, *Physische Erziehung der Kinder*, traduit en français sous le titre : *la Macrobiotique, suivi de conseils sur l'éducation physique des enfants*. Paris, 1838.

exécutés lestement, de manière à ne pas laisser le corps tout mouillé de l'enfant exposé au contact de l'air; si l'enfant n'est pas immédiatement enveloppé dans des linges bien secs, afin d'éviter l'évaporation de l'eau à la surface du corps, il se produit un refroidissement considérable par l'effet même de cette évaporation, qui peut devenir très-nuisible. En outre, il faut attendre que l'enfant soit levé depuis quelques moments, que la moiteur du lit soit dissipée pour faire sa toilette de cette manière. Je n'oserai donc pas faire une prescription générale d'une méthode capable de déterminer des accidents plus ou moins graves, lorsqu'elle est mal exécutée.

Pour les enfants forts et bien constitués, les lotions froides pourraient bien n'avoir pas de grands inconvénients; mais les enfants faibles et délicats, serait-il prudent de les mettre à ce régime? Non certes; nous voulons aujourd'hui élever nos enfants, même lorsqu'ils sont faibles, et nous y réussissons, c'est là un des plus beaux résultats de l'hygiène moderne. Pour obtenir ce résultat il est souvent besoin de prendre les soins les plus minutieux des enfants nouveau-nés, de les élever à l'abri de toute secousse violente, et tel enfant qu'un bain froid eût pu tuer au commencement de sa vie, parvient à se développer, à se fortifier peu à peu, et finit par triompher des mauvaises conditions de sa naissance.

Comment tracer la limite entre les enfants capables de

supporter avec avantage l'action de l'eau froide et ceux auxquels il serait dangereux de l'appliquer? Le médecin pourrait le faire pour chaque enfant en particulier, mais la limite générale est impossible à poser.

Les lotions froides n'offrent pas d'ailleurs des avantages tels, qu'elles ne puissent être convenablement remplacées par l'usage des lotions tièdes ou des bains, ainsi que je le dirai tout à l'heure.

Des lavages à l'eau tiède et à l'eau froide, et des bains tièdes. — Pour la toilette ordinaire des enfants, c'est-à-dire pour les parties habituellement exposées à l'air, telles que le visage et les mains, je suis d'avis qu'on la fasse à l'eau froide ou tout au plus avec de l'eau légèrement dégourdie, dans les grands froids. Cette habitude pourra être prise de bonne heure, mais non pas cependant dès le commencement. Il est indispensable de se servir d'eau tiède pour les petits enfants après leur naissance et pendant plusieurs semaines encore ; on n'arrivera que par degrés à l'eau froide, prise à la température de l'appartement.

Les bains sont un point important ; mais je ne leur attribue pas, comme le célèbre médecin allemand que j'ai déjà cité, la vertu de préserver de toutes les maladies, d'assainir l'âme en même temps que le corps, et de changer les constitutions débiles en constitutions fortes et robustes ; et même, si j'avais à choisir entre l'usage fréquent des bains, tels que les recommande Hufeland, et l'exercice en plein air, je donnerais de beaucoup la préférence à cette dernière partie du régime des enfants sur l'autre; l'influence de l'air et du soleil est bien plus grande que celle des bains, administrés de quelque manière que ce soit. Je ne dirai donc pas avec l'auteur allemand que les bains sont le fondement de la santé, mais bien la vie en plein air et la bonne nourriture. Au reste, l'un de ces moyens n'exclut pas l'autre, et les bains, donnés avec mesure, font nécessairement partie d'un régime bien ordonné.

Des bains quotidiens. — Il est d'usage aujourd'hui, dans beaucoup de maisons, de baigner les enfants tous les jours : c'est presque une mode apportée d'Angleterre, et je ne la blâme pas dans tous les cas. Toutefois, il est hors de doute que cette habitude ne convient pas à de certaines natures; quelques enfants sont fatigués et amollis par l'emploi de ces bains quotidiens, et ils se trouveraient beaucoup mieux de n'en prendre qu'un par semaine.

De la température des bains pour les enfants et de leur durée. — Deux conditions sont nécessaires pour rendre les bains de chaque jour salutaires aux enfants qui les supportent le mieux : 1° ces bains doivent être très-courts, durer à peine quelques minutes, et constituer un lavage général plutôt qu'un véritable bain;

2° l'eau doit être seulement tiède, plutôt fraîche que chaude à la peau, en un mot, à la température de 25 à 30 degrés centigrades [1]; cette température est, au reste, en harmonie avec le goût de la plupart des enfants, qui préfèrent les bains un peu frais aux bains chauds, et les autres s'y accoutumeront très-facilement.

Des bains hebdomadaires. De l'avantage de donner les bains le soir dans quelques circonstances. — Quand les enfants ne prennent qu'un bain à peu près par semaine, il n'y a pas de mal à les y laisser un peu plus longtemps, un quart d'heure ou vingt minutes, mais toujours dans l'eau à la température que nous indiquons; et s'ils éprouvent un peu de fatigue, on évitera complétement cet inconvénient en les baignant le soir avant le dîner, au lieu de les baigner comme on le fait le plus souvent le matin; cette précaution est extrêmement utile pour beaucoup d'enfants, et elle ne doit pas être oubliée dans les mauvais temps, afin de ne pas les exposer à l'action de l'air froid, du brouillard et de l'humidité, en sortant du bain.

[1] Il faut avoir soin, quand on mesure la température d'un bain avec un thermomètre à esprit-de-vin, comme cela se fait habituellement, de laisser l'instrument plongé dans l'eau pendant plusieurs minutes; faute de cette précaution, il arrive très-souvent que les bains sont de trois ou quatre degrés plus chauds qu'on ne pense, le thermomètre n'ayant pas eu le temps de monter jusqu'au degré de la chaleur de l'eau.

Les bains du soir sont également excellents pour calmer les enfants, quand ils sont agités et pour leur procurer un bon sommeil.

En résumé, les bains quotidiens, avec les conditions prescrites, sont bons, mais non indispensables. Il ne faut pas abuser de ce moyen, de peur de le rendre sans effet et de se priver d'une ressource précieuse en cas de maladie : c'est une des causes pour lesquelles les bains doivent être très-courts.

J'insiste fortement, au contraire, sur l'usage des bains, une fois par semaine, ou tous les quinze jours, comme moyen de propreté d'abord, et aussi afin d'y accoutumer les enfants et de ne pas les exaspérer, quand on est obligé de les y mettre pour cause de maladie, comme je l'ai vu pour quelques-uns.

Des bains de rivière pendant l'été. — Je conseille de faire prendre des bains de rivière, pendant l'été, aux enfants dont la santé ne demande pas de ménagements particuliers, dès l'âge de quatre à cinq ans, en ayant soin de choisir les plus beaux jours et les plus chauds. Il est très-important qu'ils ne restent pas plus de dix minutes ou un quart d'heure dans l'eau, et de ne pas les y laisser sans mouvement ; et pour les y mettre, il vaut beaucoup mieux les y plonger subitement et tout entiers, que de les y faire entrer peu à peu.

Du soin de la tête et des dents. — Il est à peine nécessaire de dire que la tête des enfants doit être tenue parfaitement propre ; le temps est loin de nous où on conservait soigneusement la crasse et même les poux, et les lumières ont fait justice de cet absurde préjugé. Mais le soin des dents, beaucoup plus difficile, il est vrai, n'a pas fait le même progrès chez les enfants, et il est rare que l'on songe à s'en occuper avant l'âge où beaucoup de mal irréparable est déjà produit.

Je ne parle pas des douleurs de la dentition ni des accidents qu'elle détermine ; ces accidents sont du ressort de la médecine proprement dite, ou bien ils réclament l'emploi d'un régime convenable, ainsi que nous le verrons dans le chapitre suivant. Mais l'état des dents elles-mêmes ne peut pas être surveillé trop tôt, et l'on ne saurait les faire visiter de trop bonne heure par un dentiste habile. Les dents sont atteintes de la carie chez les plus jeunes enfants, ordinairement à la suite d'une alimentation mauvaise ou insuffisante, quelquefois sans aucune cause connue.

Or il n'est pas indifférent de conserver les premières dents, les dents de lait, le plus longtemps possible et dans le meilleur état. Ces dents, quoique provisoires, ne sont pas sans influence sur celles qui viendront les remplacer, en ce sens que l'ordre et l'arrangement des dents définitives dépend, jusqu'à un certain point, de la manière dont elles trouvent la place occupée et disposée. Si les premières dents sont tombées trop tôt, celles qui poussent ensuite se rangent moins bien, leur place n'ayant pas été conservée par la dent provisoire; on devra donc faire visiter de temps en temps la bouche des enfants dès qu'ils ont fait leurs dents, sans attendre qu'ils en souffrent et qu'ils manifestent de la douleur. On les trouve, en effet, quelquefois profondément gâtées quand ils commencent à s'en plaindre, tant la carie marche avec rapidité, et il n'est pas impossible de plomber avec succès chez les enfants dociles de l'âge de quatre à cinq ans, les dents dont la carie n'est pas trop avancée, et de les conserver ainsi beaucoup plus longtemps qu'on ne l'aurait fait sans cette précaution. Ces visites régulières du dentiste ont de plus l'avantage d'habituer les enfants à se laisser examiner les dents sans terreur; ils se soumettent à cette manœuvre qui devient si difficile plus tard, quand il faut la pratiquer pour la première fois au moment où des opérations douloureuses sont nécessaires.

Dans tous les cas, il est indispensable de nettoyer les dents des enfants, chaque matin, à l'aide d'une brosse, et d'éviter, autant que possible, le séjour des débris de substances alimentaires entre les dents; le contact de ces matières altérées est une des causes de la carie.

L'eau simple convient parfaitement pour la bouche des enfants lorsque leurs dents sont saines; mais si elles sont en mauvais état, il est bon d'employer, avec la brosse, une poudre de charbon légèrement alcaline.

CHAPITRE VI

DU DÉVELOPPEMENT INTELLECTUEL ET DE L'ÉDUCATION MORALE DANS LEURS RAPPORTS AVEC L'ÉDUCATION PHYSIQUE

Ce sujet ferait la matière d'un grand ouvrage, si on entreprenait de le traiter à fond; mon but n'est pas de me livrer à cette étude d'une manière complète; je n'aborderai de cette importante question que quelques points propres à servir d'exemples, à montrer comment l'état physique est lié jusqu'à un certain point à l'état moral et à l'activité intellectuelle; comment ces deux états réagissent l'un sur l'autre, et comment ils peuvent se servir ou se nuire mutuellement; je m'attacherai, surtout, aux points directement en rapport avec l'hygiène et la santé, sur lesquels on n'a pas insisté dans les ouvrages relatifs à l'éducation morale, et qui sont beaucoup trop négligés dans la manière actuelle d'élever les enfants; je ferai voir, en un mot, comment la santé peut dépendre d'une bonne éducation morale, de même que celle-ci est influencée par l'état de la constitution.

C'est par l'autorité qu'il faut conduire les enfants en bas âge. — Quel système d'éducation faut-il adopter pour la première enfance? Est-ce par le raisonnement que l'on doit la conduire, en faisant appel au jugement, dès le premier éveil de l'intelligence? ou bien ne vaut-il pas mieux la diriger par l'idée toute simple de l'autorité, que les petits enfants reconnaissent si naturellement en leurs parents, et qu'ils ne songent pas à contester? Je n'hésite pas à dire que, jusqu'à l'âge de six ou sept ans, il y a toute espèce d'avantage, sous le rapport de l'éducation physique comme sous le rapport de l'éducation morale, à conserver intacte l'autorité sur les enfants, à ne s'adresser qu'au sentiment de l'obéissance, dégagé de tout ce que les autres notions plus compliquées du devoir y ajouteront plus tard.

Nécessité de conserver l'autorité sur eux, et de les habituer à l'obéissance dans l'intérêt même de leur santé. — Faute de savoir conserver cette autorité, la santé des enfants et, dans certains cas, leur vie même, peuvent être compromises; comment décidera-t-on un enfant à se soumettre à des prescriptions médicales qui lui déplaisent et d'où dépend sa guérison, s'il n'est pas habitué à obéir, alors que, par son âge, il est insensible à toute autre considération, tirée de son propre intérêt, du danger qu'il court, et de l'inquiétude de ses parents? J'ai vu un enfant qui a failli périr, ou du moins devenir grièvement malade, faute de pouvoir le décider par aucun moyen quelconque, par prière, par menace ou autrement, à prendre, même sous une forme agréable, un médicament seul capable de faire cesser des accidents sérieux; cet enfant était depuis longtemps habitué à ne reconnaître aucune autorité dans ses parents; cette idée n'existait même plus en lui; une pareille résistance ne se montrerait certainement pas chez un enfant que l'on aurait soigneusement entretenu dans le sentiment de l'autorité paternelle et dans l'habitude de l'obéissance.

Mais il se présente, dans la vie des enfants en bas âge, d'autres occasions bien plus pressantes, dans lesquelles toute réflexion est impossible ou inutile, où l'action de l'autorité seule est assez prompte pour arrêter l'enfant devant un danger immédiat; que faire, par exemple, s'il vient à s'emparer d'une arme meurtrière, à se pencher sur le bord d'une fenêtre, ou d'une rivière, et que l'on ne soit pas à portée de le retenir aussitôt? De pareils dangers ou d'autres analogues, qui ne sont pas très-rares, ne peuvent se prévenir que par l'ascendant de la volonté à laquelle l'enfant se soumet aussitôt qu'elle est exprimée, quand il a contracté l'habitude de l'obéissance.

On voit suffisamment par là combien l'exercice d'une autorité douce et ferme à la fois, régulière et jamais fantasque, est nécessaire dans l'intérêt même de cette partie de l'éducation des enfants dont nous traitons spécialement; il n'a pas moins d'avantages au point de vue du développement moral et intellectuel, qui réagit si fortement à son tour sur la constitution et la santé.

Inconvénients des discussions avec les enfants. — L'exercice de l'autorité dispense de toute discussion puérile, où l'on n'a jamais affaire à un être raisonnable; ces discussions, dans lesquelles on a le tort d'entrer avec des enfants incapables de comprendre, n'ont pour résultat que d'exciter leur résistance, d'exalter leur amour-propre, d'aigrir leur caractère; et c'est les conduire par un chemin pénible, long et détourné, plein de contradictions et de chicane de leur part, fécond en contrariétés et en chagrin, au but où ils arriveraient naturellement et d'eux-mêmes, sans effort et par leur propre inclination, si on les y menait directement.

La raison n'est pas à la portée des enfants jusqu'à l'âge de six ou sept ans. — La raison est trop grande pour entrer dans l'esprit des enfants; l'exercice en a été confié aux parents, et ils n'ont pas à rendre compte des motifs de leur volonté, jusqu'à ce que leurs enfants soient en état de les admettre. Une femme de beaucoup d'esprit et de mérite a élevé et très-bien élevé ses enfants avec ces deux seuls mots : *Il le faut*, et : *Cela ne se peut pas;* ces deux mots renferment en effet les deux principes d'éducation de la première enfance, et on aura beau chercher, on ne trouvera jamais de règle plus simple et plus raisonnable, plus en harmonie avec les dispositions et avec les facultés des enfants, à l'époque de la vie où nous les considérons; c'est en même temps la meilleure manière de les bien élever et de les rendre heureux; j'insiste sur ce mot heureux, car un de nos premiers devoirs est de ne troubler en rien le bonheur parfait dont les enfants jouissent quand ils sont bien dirigés; une fois les douleurs inévitables de la première enfance passées, à peine doivent-ils connaître les chagrins et les larmes, jusqu'à l'âge où commencent pour eux les actes sérieux de la vie ; on peut être assuré qu'un enfant qui pleure souvent n'est pas bien élevé, et la meilleure manière de leur éviter les larmes est certainement de les conduire par la voie si simple et si unie de l'autorité. N'est-il pas pitoyable de voir toutes les ruses que l'on se croit forcé d'imaginer, pour décider les enfants à quitter leurs jeux et la société, lorsque l'heure de se coucher est venue? Combien on s'épargnerait de peines et de contrariétés, de scènes désagréables et pénibles, de petits mensonges et de faiblesses, en les habituant tout simplement à obéir, au lieu de chercher à les persuader et souvent de les tromper ! Les enfants soumis à l'autorité, contenus par une volonté douce, mais constante et régulière, ne détruisant pas le lendemain ce qu'elle a prescrit la veille, sont généralement d'un caractère docile ; mais rien n'est plus propre à troubler leurs idées, à fausser leur jugement, à leur ôter toute confiance dans l'autorité à laquelle ils ne demandent pas mieux que de se plier, qu'une sorte de caprice et de désordre dans la manière dont elle leur est imposée.

C'est encore par l'autorité que l'on imprime une bonne direction au développement de l'intelligence et aux premières études que l'on fait faire à l'enfant ; elle les oblige à faire un usage sérieux de leur attention.

Danger d'un développement prématuré des facultés intellectuelles : inutilité d'apprendre à lire trop tôt aux enfants. — Mais c'est ici le lieu de recommander la plus grande réserve relativement au développement prématuré de l'intelligence et des facultés ; trop d'empressement à cet égard peut apporter des perturbations dans leur état physique, leur cerveau étant déjà surexcité par le grand nombre d'acquisitions involontaires qu'ils font et qu'ils doivent faire.

Aussi m'élèverai-je fortement contre l'usage, très-répandu aujourd'hui, d'apprendre à lire aux enfants dès l'âge de trois ans; il n'y a aucun bénéfice à commencer de si bonne heure cette partie de leur instruction ; c'est risquer de troubler au profit d'un développement partiel de l'intelligence, sans avantage d'ailleurs pour l'instruction définitive, l'équilibre de l'économie et de la constitution; profitons du petit nombre d'années qu'il nous est permis de consacrer aux soins de l'organisation physique des enfants, ne perdons pas un moment de ce temps précieux, employons-le sans partage à fortifier le jeu des organes, à constituer une bonne santé, sans laquelle il n'y aura pas plus tard de jouissance réelle ni de complète possession des facultés intellectuelles; tâchons de ne pas faire de ces êtres imparfaits, dans lesquels l'esprit n'est pas librement servi par ses organes, et souffre du défaut d'harmonie entre les différents systèmes de l'économie, comme ceux-ci sont eux-mêmes promptement fatigués par les efforts du travail intellectuel et l'exercice de la pensée. Qu'est-ce qu'une ou deux années perdues, pour le peu d'instruction que l'on acquiert à quatre ou cinq ans? Les enfants bien portants et bien dirigés auront promptement regagné ce temps, si utilement employé d'ailleurs pour leur santé.

De l'usage de leur apprendre plusieurs langues à la fois. — Il n'est peut-être pas sans inconvénient non plus, au moins pour les enfants d'une constitution débile et nerveuse, de leur parler plusieurs langues à la fois, et de leur apprendre, en plaçant près d'eux des bonnes et des gouvernantes étrangères, l'anglais, l'italien ou l'allemand en même temps que le français; cette méthode paraît avantageuse et commode pour donner sans études aux enfants, la possession de langues difficiles à acquérir plus tard; mais il en résulte pour eux un travail de tête, que tous ne sont pas en état de supporter sans fatigue; on peut remarquer que beaucoup d'enfants élevés de cette manière sont sérieux et préoccupés quand on leur adresse la parole, qu'ils sont silencieux et qu'ils parlent beaucoup plus tard que les autres.

Des amusements et des plaisirs que l'on peut donner aux enfants. — Quant aux plaisirs et aux distractions que l'on procure aux enfants, il n'est nullement besoin de les varier beaucoup; les enfants se plaisent aux mêmes jeux, aux mêmes objets dont ils s'amusent chaque jour, aux mêmes lieux qu'ils fréquentent et où ils passent leur vie; les plaisirs recherchés les fatiguent, les irritent et les blasent; au contraire, le calme d'une vie uniforme convient à leur tempérament comme à leurs goûts; il n'y a aucun risque de les ennuyer par le petit nombre d'objets qu'on fait passer sous leurs yeux et par le peu de changement qu'on apporte à leurs habitudes; leur imagination supplée à tout, et ils ne connaissent pas la monotonie, tant la moindre circonstance est pour eux une source d'impressions nouvelles. Leur santé, d'ailleurs, exige qu'on n'occupe pas leur esprit de trop d'idées à la fois, qu'on n'excite pas leur imagination, et qu'on évite d'ébranler leur sensibilité par trop de sensations vives et multipliées. Un enfant qui voyageait en Italie avec sa famille, que la mère menait partout avec elle, sous les yeux duquel on faisait passer chaque jour une foule d'objets variés et nouveaux, en contracta un ébranlement nerveux, qui ne put se calmer que par une vie tranquille, uniforme, en plein air et dans les mêmes lieux : livrons donc les enfants à leur propre nature, ne les contraignons pas et gardons-nous, en leur supposant les goûts et les besoins d'un autre âge, de les faire vieux avant le temps.

Que dire des soirées et des divertissements, des bals et des réunions déguisées auxquels on ne craint pas de mener les jeunes enfants, pour se faire un jeu de leur travestissement bien plutôt que pour les amuser eux-mêmes? Il suffit d'avoir assisté à une de ces soirées, pour être convaincu du tort qu'elle leur fait au moral et au physique ; pourquoi recourir à de semblables plaisirs, qui ne sont réellement pas de leur âge, qui les énervent en ébranlant leur jeune cerveau, et qui, dans tous les cas, ne leur inspirent jamais une aussi bonne et aussi franche gaieté, qu'une partie de lanterne magique et qu'une collation au milieu du jour; voilà des plaisirs qui sont véritablement faits pour les enfants, qu'on peut leur donner de temps en temps, et dont nous jouissons nous-mêmes par la joie qu'ils en reçoivent et qu'ils nous communiquent!

Comment il faut se conduire avec les enfants quand ils ont peur.— Je viens de recommander, en passant, de ménager l'imagination des enfants et de ne pas l'ébranler par des impressions trop vives; mais ce point mérite que j'y insiste d'une manière particulière; il exige de la part des mères beaucoup d'attention; une violente secousse peut avoir des suites fâcheuses pour l'avenir d'un enfant, dont le caractère est faible et l'esprit très-facile à ébranler; il ne faut donc pas procéder brusquement pour le raffermir et pour l'habituer aux circonstances et aux objets qui l'émeuvent, ou qui lui inspirent une terreur vague. On n'est guère porté à ménager, chez les enfants, les craintes qui n'ont pas de prétexte raisonnable; ce sont pourtant les craintes de ce genre qui tiennent de plus près aux secrets de l'organisation, qui sont les plus difficiles à détruire; et si on ne les traite pas avec douceur et avec adresse, on risque de les voir persévérer longtemps sous les formes les plus variées. On ne saurait prendre trop de précautions pour familiariser peu à peu les enfants avec les objets et les idées qui les remuent et les effrayent : cette conduite demande du tact et de l'habileté; l'essentiel est de n'y mettre aucune affectation, mais de ramener les idées qui les frappent aux idées communes de la vie ordinaire, dans une conversation simple et sans apprêts. A plus forte raison doit-on éviter de les effrayer volontairement; c'est un détestable système que de vouloir les guérir de la peur par la force, en les contraignant, par exemple, à rester seuls et dans l'obscurité, malgré la terreur qu'ils en peuvent éprouver; c'est une disposition qu'il faut assurément tâcher de vaincre, mais sans avoir recours à aucun moyen violent; la prudence exige que l'on attende patiemment des progrès de l'âge ce qu'on ne peut obtenir du raisonnement et encore moins de la force : ici l'autorité serait impuissante, le sentiment de la peur ne fait que s'aggraver et se renforcer par la peur même; le mieux est de n'y pas exposer les enfants, tout en ne paraissant pas s'occuper de la leur épargner; car il ne faut pas non plus leur laisser voir qu'on tient compte de leurs petites terreurs.

A plus forte raison doit-on soigneusement s'abstenir soi-même de toute démonstration de frayeur en présence des enfants. Cette précaution est indispensable, mais elle demande une certaine fermeté, surtout de la part des femmes qui ressentent vivement les émotions subites, qui éclatent en cris à la moindre surprise, ou qui s'effrayent de l'orage et du bruit du tonnerre; je ne puis trop leur recommander de se contraindre devant les enfants, disposés eux-mêmes, pour la plupart, à s'émouvoir de tous les phénomènes un peu extraordinaires, et qui ne se rassurent qu'en voyant les personnes qui les entourent rester calmes et indifférentes.

CHAPITRE VII

DES SOINS QUE RÉCLAMENT IMMÉDIATEMENT LES ACCIDENTS LES PLUS ORDINAIRES AUXQUELS LES ENFANTS SONT EXPOSÉS

Les mères sont souvent embarrassées sur le traitement à suivre pour de petits accidents, tels que chute, coup, blessure légère, brûlure, etc., auxquels les enfants sont si souvent exposés; il m'a paru utile de tracer ici quelques règles qui ne comprendront, bien entendu, que les circonstances les plus vulgaires et les plus simples. Pour peu qu'un accident présente de gravité ou inspire de l'inquiétude, le plus prudent est d'avoir recours aux lumières de la médecine; mais, en attendant l'arrivée du médecin, il y a quelquefois d'utiles précautions à prendre, et si l'accident est léger, il peut aussi réclamer quelques soins. Je vais indiquer ce qu'il convient de faire, dans un cas comme dans l'autre, suivant la nature des accidents.

Accidents légers qui ne réclament pas les soins du médecin. — Voyons d'abord les cas les plus légers, qui ne peuvent donner aucune inquiétude sérieuse, et pour lesquels on ne réclame pas ordinairement les soins du médecin.

La plupart des chutes que les enfants font de leur propre hauteur, en marchant ou en courant sur les parquets ou sur la terre, ne déterminent aucun accident qui mérite de préoccuper ; elles ne donnent lieu qu'à une contusion plus ou moins forte, d'où il résulte, tantôt une bosse, tantôt un coup bleu, tantôt une légère écorchure. La seule chose qu'il faille éviter en pareille circonstance, c'est d'effrayer l'enfant par l'expression de sa propre terreur, de le plaindre outre mesure, et de le disposer à la pusillanimité par l'excès des soins dont on l'environne.

Le mieux est de s'occuper très-peu de lui, quand il ne s'est fait qu'un mal passager et léger, et dès qu'on s'est assuré avec calme qu'il n'existe rien de sérieux, que l'accident n'a produit qu'une bosse ou une écorchure superficielle, de le remettre sur pieds, de sécher ses larmes et de lui faire reprendre ses jeux. Il est bon d'apprendre à l'enfant à supporter la douleur, et, de plus, il faut que les accidents lui servent d'avertissement, afin qu'il devienne prudent et adroit.

Les bourrelets rendent les enfants maladroits. — Aussi ne suis-je pas partisan des bourrelets, malgré ce qui peut arriver des chutes et les marques qu'elles laissent quelquefois sur le visage ; les cicatrices qui résultent d'une chute sont un désagrément, sans doute, mais le bourrelet ne les préviendrait pas toujours, et il a de plus l'inconvénient de rendre l'enfant trop confiant, ou trop craintif, et surtout maladroit.

Est-il nécessaire d'ajouter qu'il est absurde de chercher à calmer l'enfant en battant les meubles et les objets inanimés contre lesquels il a été se frapper? c'est lui donner gratuitement une idée de vengeance sotte et injuste.

Des petites blessures, coupures, etc. — Il en est des blessures peu profondes que les enfants peuvent se faire avec des couteaux dont ils s'emparent quelquefois, malgré toute la surveillance que l'on apporte, ou avec quelque autre instrument tranchant ou piquant, comme des coups et des chutes qui n'entraînent qu'une légère contusion ou qu'une écorchure; il ne faut pas s'en effrayer, ni manifester d'émotion vive en voyant couler un peu de sang.

Si on montrait plus de sang-froid en pareille circonstance, si même on profitait de semblables accidents, presque inévitables, pour familiariser les enfants avec la vue du sang, on ne risquerait pas de les voir plus tard, et lorsqu'ils seront hommes, se trouver mal à la vue d'une saignée, et incapables de rendre le moindre service en cas de blessure, et de pansements auxquels ils pourraient utilement aider.

Pansement des petites blessures. — Il n'y a pas autre chose à faire, en cas de blessures de ce genre, que de laver la petite plaie avec un peu d'eau fraîche, ou bien de panser la coupure avec du taffetas d'Angleterre, en ayant soin de rapprocher, aussi exactement que possible, les bords de la plaie.

Moyens de calmer l'émotion des enfants et leurs accès de colère. — Si l'enfant éprouve un tressaillement nerveux un peu considérable, il faut lui faire boire de l'eau fraîche, et même lui en jeter quelques gouttes au visage avec force et sans craindre de lui causer une impression trop brusque et trop vive; ce moyen est, au contraire, très-propre à le calmer, et je n'en connais pas de plus efficace et de plus prompt pour faire cesser les accès de colère auxquels certains enfants sont sujets; il n'a, du reste, aucun inconvénient; il est préférable à tous les efforts que l'on fait en pareil cas, aux menaces et à l'impatience que l'on témoigne, et qui ne font que prolonger l'irritation des enfants.

Des brûlures. — Les brûlures sont, parmi les accidents vulgaires, ce qu'il y a le plus à redouter; en effet, les brûlures, même légères, outre la douleur extrêmement vive qu'elles causent, peuvent présenter quelque gravité; toutefois, le danger n'existe que lorsqu'elles ont une certaine étendue, quoique étant peu profondes, ou lorsqu'elles ont pénétré profondément, bien qu'elles n'occupent qu'une surface restreinte; à plus forte raison si elles ont à la fois de la profondeur et de l'étendue; mais elles rentrent alors dans la catégorie des accidents graves auxquels on ne saurait apporter trop de soin ni de trop prompts remèdes.

Pansement immédiat des brûlures. — Quelle que soit la nature de la brûlure, qu'elle soit légère, superficielle ou étendue et profonde, le meilleur remède à y appliquer, en attendant les secours du médecin, si on juge à propos de les réclamer, est le coton cardé : il faut se hâter d'envelopper la partie brûlée dans une ouate de coton, sans aucune autre préparation, et l'y laisser à demeure, que la peau soit intacte ou non, qu'elle soit soulevée ou même détruite, jusqu'à cicatrisation parfaite. Ce moyen a tant d'efficacité pour calmer la douleur d'abord, et par suite l'ébranlement nerveux qui rend les brûlures si redoutables, qu'il est prudent d'avoir toujours du coton à sa disposition.

Des chutes graves et des commotions, luxations, fractures, etc. — Si l'enfant fait une chute d'un lieu élevé, capable de produire une commotion profonde[1],

[1] Il est bon de savoir que les chutes sur le siége sont capables de

si quelque articulation est déplacée, un membre rompu, ou bien que la peau et les chairs soient profondément entamées, etc., on doit se borner à le placer sur un lit en attendant les secours de l'art; toutefois, dans le cas où le sang s'échapperait avec abondance d'une plaie, par suite de la rupture de quelque vaisseau, il faudrait l'arrêter autant que possible, soit en exerçant une compression par l'application des doigts ou de la main, soit en rapprochant les bords de la plaie au moyen de bandelettes agglutinatives de diachylum gommé, que l'on trouve chez tous les pharmaciens. Contre les foulures et les entorses, les compresses trempées d'eau froide pourront être utilement employées, et même ce qu'il y a de mieux est de plonger le membre dans un seau d'eau froide, si le lieu où existe le mal permet de le faire, comme lorsqu'il s'agit d'une entorse du pied ou d'une foulure du poignet.

Telles sont à peu près les seules précautions qu'il nous soit possible d'indiquer pour les cas d'accidents, aussi variés qu'imprévus, qui peuvent arriver; nous ne saurions entrer dans plus de détails à cet égard, sans risquer de dépasser le but que nous nous proposons, et d'induire les parents en erreur, au lieu de les prémunir contre les dangers qui se présentent.

produire des commotions plus graves quelquefois que les chutes sur la tête elle-même.

Danger des remèdes dont on fait provision et que l'on administre sans l'avis du médecin. — Quant aux remèdes dont beaucoup de personnes croient prudent de se munir, surtout en partant pour la campagne, tels qu'une certaine dose d'émétique pour faire vomir les enfants menacés du croup, de laudanum ou toute autre substance aussi énergique, nous ne saurions approuver une semblable précaution, beaucoup plus propre à compromettre la vie de l'enfant qu'à la sauver, par les erreurs auxquelles l'administration de semblables médicaments peut donner lieu. Le plus sûr en cas de maladie subite, et même le seul parti à prendre s'il survient des accidents assez graves pour nécessiter l'emploi de remèdes énergiques est d'envoyer chercher un médecin le plus promptement possible, au risque même d'attendre et de perdre un peu de temps; il y a moins de danger à s'abstenir, qu'à se hâter d'administrer des remèdes inopportuns.

Précaution à prendre en cas d'application de sangsues chez un enfant. — Enfin, lorsque des sangsues ont été appliquées à un jeune enfant, il est de la plus haute importance de surveiller l'écoulement du sang, de manière à l'arrêter s'il se prolonge trop longtemps; une seule piqûre de sangsue peut faire périr un enfant par hémorrhagie. Lorsqu'on ne parvient pas à tarir le sang à l'aide des moyens ordinaires, tels que l'amadou ou la poudre d'alun, il faut se décider à exercer la compression en appliquant le doigt sur la piqûre, et en l'y maintenant jusqu'à l'arrivée du médecin.

CHAPITRE VIII

DU RÉGIME EMPLOYÉ COMME TRAITEMENT DANS QUELQUES MALADIES DES ENFANTS, ET EN PARTICULIER DU SÉJOUR A LA CAMPAGNE ET DU RÉGIME LACTÉ

La médecine des enfants doit surtout consister dans le régime. — J'ai laissé entrevoir, en plusieurs endroits de cet ouvrage, mon opinion sur la manière dont il convient d'appliquer aux enfants les soins de la médecine.

Je me suis montré peu favorable aux rémèdes proprement dits; excepté dans quelques maladies aiguës, la médecine des enfants doit consister, suivant moi, dans le régime, bien plutôt que dans les remèdes; il n'y a guère de médecine à faire chez eux, en tant que la médecine consiste dans l'administration des médicaments, toutes les fois que leurs maladies résultent d'un état général de la constitution, d'une susceptibilité habituelle de quelque organe, ou du dérangement chronique de quelque fonction. Mais le régime méthodiquement suivi, et embrassant pour ainsi dire l'ensemble des actes de la vie, est véritablement une partie essentielle de la médecine.

Qu'est-ce qu'un régime et comment il doit être suivi. — Mais il est bien nécessaire de s'entendre sur l'emploi des divers régimes, sur la manière de les suivre : car le résultat dépend de l'accord des différentes parties dont ils se composent et qui doivent toutes concourir au même but. Le régime comprend un certain nombre de moyens, dont aucun isolément n'a d'action énergique, mais dont la réunion constitue un ensemble de conditions capables à la longue de modifier profondément l'économie : c'est ce qui distingue le régime des remèdes proprement dits, qui produisent par eux-mêmes un effet marqué et appréciable sur tel organe ou sur telle fonction; aussi les remèdes doivent-ils rester entre les mains des médecins et être prescrits dans chaque occasion par eux, tandis que la médecine tend à vulgariser et à populariser de plus en plus les principes de l'hygiène [1].

[1] Je n'ignore pas que l'hygiène ne doit pas être séparée de la médecine, et qu'elle fait partie de la thérapeutique; mais je m'adresse aux personnes du monde, et je réponds aux idées générale-

Progrès des notions hygiéniques.—L'extension dans le monde des saines notions de l'hygiène est le signe le plus certain des véritables progrès de la science médicale; c'est, pour ainsi dire, le résumé le plus net de ses acquisitions, l'expression la plus fidèle de ses connaissances positives, et, sous ce rapport, la médecine a largement payé sa part au progrès des lumières depuis un demi-siècle ; elle a rendu de grands services, en détruisant une foule de préjugés, en répandant un grand nombre de notions utiles, en indiquant les précautions à prendre en cas d'incommodités ou d'accidents légers, l'usage que l'on peut faire de quelques médicaments simples, etc.

Elle s'est avancée vers le but auquel elle doit tendre, celui de se rendre utile comme art, dans le plus grand nombre de cas possible; ce serait son véritable triomphe, mais il lui reste encore beaucoup à faire avant de l'obtenir ; elle n'y parviendra même jamais, pas plus que la science n'arrive en rien à aucune vérité complète et définitive ; mais il lui est donné d'en approcher de plus en plus, et c'est dans l'espoir de lui faire faire quelques pas, relativement à l'enfance, que j'écris ce livre et que je vais essayer de tracer les principales règles du régime le plus salutaire en cas de disposition maladive.

ment répandues en établissant une distinction entre la médecine proprement dite et l'hygiène.

Les régimes sont rarement suivis avec exactitude ; on les adopte incomplétement. — Rien n'est plus rare que de voir un régime bien suivi dans toutes ses parties; soit défaut de lumières, soit manque de confiance dans l'efficacité de moyens qui n'ont une action ni directe ni immédiatement appréciable, dont les effets sont lents et presque insensibles, qui n'agissent que par leur concours et par leur durée, il est certain qu'en fait de régime, on n'adopte le plus souvent que des demi-mesures, tout à fait insuffisantes et bien plus capables de compromettre le succès que de l'assurer; on prend, dans un ensemble de moyens, ceux qui plaisent; on choisit pour ainsi dire à son goût, adoptant celui-ci et laissant celui-là ; on subordonne les prescriptions à ses habitudes, faisant la moitié des choses et ne s'astreignant pas à les exécuter régulièrement ; on se résigne à faire sortir les enfants un peu plus que de coutume, si on reconnaît que l'air leur est véritablement nécessaire; mais s'il faut les mettre à la campagne tout à fait, pour plusieurs mois, on hésite et on ne s'y décide pas toujours, même quand la position n'apporte aucun obstacle sérieux à cette détermination.

Si la vie mondaine que l'on fait suivre aux enfants dans certaines familles les fatigue, s'ils sont excités par les soirées, par les réunions, par les diners auxquels on les laisse assister, on consent à les en priver en partie, à réformer de moitié, du quart, ce genre de vie, mais on ne coupe pas court entièrement à ces inconvénients. Si plus tard la constitution exige avant tout qu'on soigne le développement physique, qu'on néglige et qu'on laisse de côté pour un certain temps toute occupation intellectuelle, c'est encore par des demi-mesures que l'on procède, et soit amour-propre, soit manque de conviction, on ne consent pas à interrompre complétement l'éducation d'un enfant, même en bas âge; à plus forte raison dans un âge plus avancé, dont au reste nous ne devons pas nous occuper dans cet ouvrage, consulte-t-on rarement les conditions physiques de l'enfant, l'état de sa constitution, pour le choix du mode d'éducation, pour le climat et le lieu où il serait bon de lui faire passer sa première jeunesse, et pour la direction de sa carrière.

Difficultés de suivre un régime convenable dans certaines positions. — A toutes ces précautions, je le sais, il existe de grands obstacles : en première ligne, la condition des parents, qui permet rarement de faire tout ce qu'il y aurait de mieux pour l'éducation des enfants; nous rencontrons là, comme il arrive à chaque pas dans l'exercice de la médecine, comme il arrive pour toutes les choses de la vie, des difficultés insurmontables, des contradictions perpétuelles entre la raison et le fait, entre les besoins et l'impossibilité de les satisfaire. On accuse la médecine d'impuissance, mais elle échoue plus souvent encore devant les dures et impérieuses nécessités de la vie, que par l'insuffisance de ses propres ressources. Que voulez-vous dire et que voulez-vous faire à un malheureux portier, à qui vous prescrivez le grand air, et qui est cloué dans son étroite loge par la nécessité de gagner sa vie? ou bien à une pauvre ouvrière qui peut à peine acheter du pain pour se nourrir, et à laquelle il faudrait de bons potages? Sous d'autres formes, ces cas se reproduisent partout comme faits extrêmes de la vie générale, et ils se retrouvent aussi bien dans la position d'un chef de bureau, d'un homme de cabinet, d'un riche négociant attaché à son comptoir, que dans la vie du pauvre.

Mais cette triste réalité ne doit pas empêcher de poser des règles et des principes dont les plus heureux pourront profiter, et dont les autres se rapprocheront le plus possible, en s'appliquant toujours et selon leurs moyens à coordonner les différentes parties du régime, de manière à ne pas détruire l'effet des unes en négligeant les autres.

Il y aurait quelque imprudence de ma part à laisser croire aux parents que les principes de l'hygiène puissent être dans tous les cas appliqués par les seules lumières du bon sens; cela n'est vrai que pour les enfants d'une bonne santé et d'une constitution saine; mais dès que l'on a le moindre soupçon sur l'état de la constitution, dès que l'on craint une prédisposition fâcheuse pour l'avenir, il n'y a pas trop de l'intervention d'un médecin pour diriger l'ensemble des soins hygiéniques et des précautions de régime à prendre. Mais c'est ici que s'élève un autre obstacle dont j'ai déjà dit quelques mots précédemment: je veux parler de la réserve dans laquelle se tiennent les médecins à l'égard des familles, et du peu de confiance que celles-ci leur témoignent quand le danger n'est pas présent.

Necessité de se prémunir de bonne heure contre les suites d'une mauvaise constitution. — Ce n'est pas seulement quand la maladie est venue qu'il faudrait avertir le médecin, lui demander ses conseils, et que celui-ci devrait exprimer son opinion et donner son avis. Pour beaucoup de maladies, il n'est déjà plus temps de réclamer les secours de la médecine quand elles sont parvenues à un certain degré. Que peut-on faire quand les poumons sont envahis par des productions tuberculeuses, ou ulcérés et creusés par des cavernes? quand le rachitisme a déformé les os, ou que le vice scrofuleux est profondément entré dans l'économie? quand le sang est appauvri et que les facultés digestives sont tellement détériorées, qu'elles sont incapables de réagir sur les substances propres à modifier les humeurs, etc.?

Pour tous ces états, qui se préparent de longue main,

qui sont le résultat d'une mauvaise constitution originelle, ou d'une prédisposition héréditaire, ou de l'action longtemps continuée des conditions du régime et des influences extérieures dans lesquelles on vit, il faut s'y prendre de très-bonne heure et bien avant que les symptômes caractéristiques soient déclarés.

Combien de maladies, même aiguës, dont on cherche en vain la cause immédiate, et dont l'origine remonte à un ensemble de circonstances éloignées, à un genre de vie mal combiné, sans que l'on puisse saisir précisément les liens qui unissent ces causes aux effets ultérieurs qu'elles produisent. Un enfant est pris aujourd'hui d'une affection d'entrailles, d'une fièvre cérébrale, d'une maladie de poitrine à laquelle se joignent de mauvais caractères : on ne voit que le mal actuel, que le danger imminent pour lequel on réclame avec instance les secours de la médecine; on ne se demande pas si la manière de vivre a pu contribuer à développer le germe de ces maladies, à y prédisposer l'enfant; si les conditions de son régime sont favorables ou défavorables à la constitution du jeune âge, si elles sont propres à fortifier sa résistance aux maladies, à le mettre en état de les supporter et d'en triompher, ou bien, au contraire, à l'affaiblir et à le laisser désarmé contre l'envahissement du mal. On ne se préoccupe pas du régime des enfants, on laisse aller les choses avec une sorte d'indifférence, tant que le mal ne se manifeste pas et ne se montre pas comme une suite immédiate; mais, encore, une fois, il est souvent trop tard d'y songer quand le mal est venu, et c'est à le prévenir que l'on doit apporter son attention, ses soins, ses réflexions. Vous voulez que vos enfants se portent le mieux possible, vous redoutez avec raison les maladies qui peuvent les atteindre, commencez donc par faire tout ce qu'il faut pour les prévenir et les éviter.

Du défaut de confiance et de sincérité entre les familles et le médecin. — Mais il faudrait que les familles et les médecins eussent réciproquement le courage de reconnaître et de s'avouer les chances qui menacent la santé future des enfants, pour les prémunir contre l'envahissement du mal que l'on redoute, et pour combattre les prédispositions, à l'époque où le travail d'organisation permet de jeter les bases d'une constitution solide; sans doute, il est impossible de réformer complétement une constitution vicieuse héréditaire, et de faire un hercule d'un enfant délicat, né de parents chétifs; mais peut-on nier l'action puissante des influences extérieures, bonnes et mauvaises, de la nourriture, de l'air, du soleil et de tout ce qui constitue le régime de vie en général? Peut-on même dire où s'arrêtent les limites de cette action, et ne vont-elles pas encore beaucoup au delà de ce que nous supposons? Pour moi, j'ai sous les yeux des exemples qui me portent à croire que la puissance des causes journalières, incessantes, agissant à tous les moments sur le corps et le pénétrant de toutes parts, est pour ainsi dire incalculable, lorsqu'on sait bien s'en servir et la diriger.

Ce serait donc au médecin, toutes les fois que la position des familles leur permet de faire les sacrifices nécessaires, à les prévenir longtemps d'avance, dès l'âge le plus tendre, des précautions qu'il y aurait à prendre pour mettre les enfants à l'abri des dangers qui les menacent, lorsqu'il est possible de les prévoir : combien d'enfants qui périssent dans le climat où ils sont nés, qui ne s'élèvent qu'avec la plus grande peine, qui restent dans un état débile et toujours menaçant, et qui triompheraient des vices de leur organisation, si on les élevait dans des lieux plus propices, si on les envoyait de bonne heure dans un climat plus doux, si on faisait leur éducation et s'ils passaient leur jeunesse dans une pension éloignée, tantôt au midi, tantôt au nord, suivant les circonstances, au lieu de les enfermer dans un collége de Paris. La médecine ne rendra tous les services qu'elle peut rendre et les médecins n'auront rempli tous leurs devoirs, que lorsqu'on aura le courage de donner ces salutaires avertissements en temps utile et bien avant l'apparition du danger.

Je n'entreprendrai pas de définir les circonstances

dans lesquelles il y aurait nécessité d'élever les enfants à la campagne; une pareille définition serait impossible; mais je veux insister d'une manière générale, et plus encore que je ne l'ai fait pour les enfants en bonne santé, sur les avantages de la vie en plein air et au soleil pour les enfants d'une constitution débile.

Influence de la campagne et de la vie en plein air sur les enfants et les vieillards. — C'est surtout aux deux points extrêmes de la vie que l'influence de la campagne se fait sentir; les enfants et les vieillards se trouvent généralement bien d'aller se retremper à la campagne pendant la belle saison; le plein air et le soleil fortifient les uns, raniment les autres, et à voir l'effet remarquable que le séjour à la campagne détermine, si rapidement quelquefois, chez tous les deux, on serait tenté d'attribuer à l'air des champs quelque vertu particulière et cachée, dont sa masse plus ou moins grande, sa circulation plus ou moins libre, et surtout l'analyse chimique de ses principes ne rendent pas compte. Quand je vois, par exemple, des enfants élevés à Paris, auxquels on ne refuse ni l'air, ni la promenade, ni le soleil, que l'on conduit tous les jours dans des jardins publics bien exposés, où ils passent à peu près toutes les heures que n'absorbent pas leur sommeil et leurs repas, qui se livrent à tous les exercices que comporte leur âge, ne jamais arriver à cet état florissant, à cette plénitude de force et de santé qu'ils acquièrent par un séjour de quelques semaines à la campagne, je me demande à quelle influence on peut attribuer de pareils effets, et si un peu plus ou un peu moins d'air est seul capable de produire des changements si prompts et si manifestes? N'y a-t-il pas encore autre chose que ce que nous pouvons sentir et apprécier dans ce nouvel air qu'ils respirent, auquel les vieillards eux-mêmes ne sont pas insensibles et qui semble ranimer leurs forces et prolonger leur vie?

Action de l'air pendant le sommeil. — Mais, sans avoir recours à des causes inconnues, à des émanations que nous ne pouvons saisir, à des hypothèses que ne justifient pas les lumières actuelles de la science, il suffit de constater le fait pour le mettre à profit; et d'ailleurs l'action de l'air n'est pas bornée aux heures du jour seulement et au temps que l'enfant passe dehors; elle se fait sentir aussi, et d'une manière plus puissante encore peut-être, pendant son sommeil; et la différence que je signalais tout à l'heure entre les effets de l'air des villes et celui de la campagne, peut dépendre de la manière différente dont il circule et se renouvelle dans l'intérieur des maisons situées en plein champ, et dans nos appartements des villes, abrités de toute part, n'ayant accès que sur des cours étroites et sur des rues où l'air est déjà plus ou moins emprisonné; en tenant compte des conditions si diverses, et aussi de la nature des émanations, là où les hommes sont réunis en masses avec tous les produits de leurs arts et de leurs industries, ou bien au milieu de la végétation où l'air s'imprègne des principes éminemment propres à l'entretien de la vie des animaux, on comprendra jusqu'à un certain point la diversité des résultats dans un lieu et dans l'autre, et l'on sera moins embarrassé pour s'expliquer l'action bienfaisante et salutaire de la campagne sur les enfants; ne vivent-ils pas autant de ce qu'ils absorbent par la respiration, par tous les pores de la peau, cet immense organe incessamment plongé dans les fluides qui nous entourent et perpétuellement en contact avec les agents extérieurs, que des substances alimentaires dont ils se nourrissent?

Après avoir ainsi rappelé, d'une manière générale, les avantages que nous offre la campagne et les bénéfices que l'on peut en tirer pour les enfants d'une constitution médiocre, nous laisserons à chacun à faire les applications de ces principes aux circonstances particulières, et à déduire les conséquences des faits que nous avons signalés; nous allons entrer dans des détails plus circonstanciés et plus précis relativement aux effets du régime alimentaire et en particulier du régime lacté en cas de maladie.

Du régime lacté. — J'ai fait connaître précédemment la composition intime du lait, ou ce qu'on pourrait appeler sa constitution organique et physiologique; ce que j'ai dit de l'état où se trouvent les principaux éléments qui le composent et des rapports de ses éléments entre eux, montre une certaine analogie entre ce fluide et le sang lui-même.

Analogie de composition entre le sang et le lait. — Cette analogie étant établie, et par l'analyse microscopique dont j'ai signalé les principaux résultats, et par les expériences physiologiques que je vais rapporter, on comprendra mieux l'influence de ce liquide comme substance alimentaire, et l'importance que j'attache à ses effets dans beaucoup de cas; les succès de ce régime, confirmés d'ailleurs par les faits, seront d'accord avec les phénomènes curieux que le lait va nous offrir, et il sera permis de les expliquer rationnellement.

Composition du sang. — Le sang, considéré au point de vue de sa constitution organique, est ainsi que le lait composé d'un grand nombre d'éléments divers, dont les principaux sont la fibrine, matière azotée analogue au caséum, à l'état de dissolution comme lui, et ayant également la propriété de se coaguler, de se solidifier par une cause entièrement ignorée, dès que le sang est soustrait à l'action vitale, et les globules, petits corps rouges d'une structure régulière et complexe, roulant suspendus dans le liquide sanguin et dont la forme est différente suivant la classe d'animaux à laquelle ils appartiennent. Cette constitution intime rappelle tout à fait celle que nous avons trouvée dans le lait.

Frappé de cette analogie si remarquable entre deux liquides, dont l'un est le produit le plus direct de l'alimentation, et dans lequel sont contenus tous les matériaux de l'organisation, dont l'autre est l'aliment unique des jeunes animaux et le seul par conséquent qui fournisse au sang lui-même les matériaux primitifs, j'ai considéré le lait comme du sang à un premier degré de formation auquel il ne manquerait qu'un degré de plus d'élaboration pour devenir du sang parfait.

Rapports physiologiques entre le lait et le sang.— C'est en suivant cette voie de l'analogie déjà si bien indiquée par la composition des deux liquides, que j'ai été conduit à confirmer, par des expériences directes, les rapports physiologiques qui unissent le sang et le lait; on me pardonnera de citer ici les principaux résultats de ces expériences, touchant de si près aux lois générales de l'organisation; ils me semblent propres à éclairer l'esprit sur la manière d'agir du régime que j'ai appliqué avec succès dans plusieurs cas remarquables et que je crois destiné à jouer un grand rôle dans l'hygiène des enfants et même des adultes, quand il sera bien compris et bien suivi [1].

[1] Ces expériences font partie d'un mémoire sur l'origine et la formation des globules sanguins, sur le rôle qu'ils jouent dans l'é-

Injection de lait dans les veines des animaux. — Ayant introduit une certaine quantité de lait dans le système circulatoire d'animaux chez lesquels il est facile d'observer la circulation du sang, j'ai été surpris du peu de trouble que ce mélange d'un liquide étranger avec le fluide sanguin, déterminait dans les fonctions de ces animaux, et je n'ai pas vu, sans une grande curiosité, les globules du lait circulant avec les globules du sang dans les vaisseaux, à travers les organes, sans que l'animal en parût affecté; il semblait que je n'avais fait qu'ajouter un peu de sang au sang propre de l'animal, et non-seulement ce mélange n'amenait pas la mort, mais l'animal continuait à vivre absolument comme s'il n'eût subi aucune modification dans son organisme.

Ce résultat démontrait déjà une grande analogie physiologique entre le sang et le lait, le lait n'étant pas un liquide simple dans sa nature, tel que l'eau, par exemple, qui pût être considéré comme indifférent aux fonctions des organes et aux lois de l'économie; mais de plus je ne tardai pas à remarquer de certaines modifications dans la forme et dans la structure des globules laiteux circulant avec le sang, qui m'amenèrent à penser, que ces globules étrangers étaient peut-être suscep-

conomie, etc., que j'ai soumis au jugement de l'Académie des Sciences. Voyez mon *Cours de microscopie complémentaire des études médicales*, Paris, 1844.

tibles de se transformer directement en globules sanguins, comme font les globules du chyle, ce produit de la digestion des substances alimentaires, continuellement déversé dans le système circulatoire ; c'est ce que d'autres expériences nombreuses, exécutées plus en grand, sur une multitude d'animaux de diverses espèces, se rapprochant plus ou moins de l'homme par leur constitution, sont venues me démontrer de la manière la plus frappante. Des injections de lait en proportions considérables, pratiquées dans les vaisseaux d'animaux choisis dans les trois classes, les reptiles, les oiseaux et les mammifères, depuis les petites jusqu'aux grandes espèces, ont toutes eu le même résultat.

Anomalie relative au cheval. — Le cheval seul, par une anomalie dont la cause m'est jusqu'ici restée inconnue, a fait exception ; la plus petite quantité de lait, introduite dans les veines des chevaux les plus robustes, a toujours suffi pour leur donner la mort, et plusieurs sont tombés comme frappés de la foudre ; tandis que les oiseaux, même les plus délicats, et les lapins, les chiens, les chèvres, etc., ont supporté les injections de ce liquide de telle manière, qu'il m'a été possible, dans quelques cas, de remplacer, pour ainsi dire, une partie du sang par du lait, sans que l'animal en parût troublé ; mais l'innocuité de ces opérations n'est pas le seul fait qu'il m'importe de faire remarquer dans ces expériences ; il n'est pas moins curieux de suivre les globules laiteux dans leur circulation avec le sang, de voir ce qu'ils deviennent, et comment ils disparaissent.

Transformation du lait en sang. — Quelques instants après l'injection du lait dans les veines, si on fait une petite saignée à l'animal, loin du point par lequel le lait a été introduit, on trouve de nombreux globules laiteux mêlés aux globules sanguins, dans un état d'intégrité parfait ; quelques heures plus tard, dans une nouvelle quantité de sang tirée, beaucoup des globules laiteux ne sont plus intacts dans leur forme et dans leur nature : déjà ils ont subi des modifications que je ne peux pas suivre ici, ni décrire minutieusement dans cet ouvrage; il suffira de dire qu'ils se rapprochent graduellement de l'état intermédiaire, par lequel les globules du sang passent eux-mêmes avant d'arriver à leur état parfait, et qu'ils finissent par devenir de véritables globules sanguins, comme les globules du chyle; ces faits sont nouveaux dans la science, et je ne puis pas dire qu'ils soient adoptés puisqu'ils sont à peine connus; je les publierai bientôt en détail avec les preuves à l'appui, et j'espère leur donner alors pour tout le monde le degré d'évidence qu'ils ont à mes propres yeux; mais, fussent-ils même contestés, on ne peut pas se refuser à admettre le résultat direct de l'injection du lait dans les veines, et la manière dont les animaux supportent le mélange de ce liquide avec leur sang, est une preuve suffisante de l'analogie que j'ai établie entre ces deux fluides ; c'est le point principal que je voulais exposer avant de rapporter les faits relatifs à l'influence du régime lacté, auxquels les expériences précédentes servent d'explication et de théorie[1].

Des maladies les plus communes de l'enfance. — Les maladies les plus communes et souvent les plus rebelles auxquelles la première enfance est sujette, sont les maladies des voies digestives; lorsqu'elles ne compromettent pas immédiatement la vie, elles détériorent la constitution, ruinent les forces et s'opposent au développement normal et régulier du corps; c'est le principal obstacle que l'on rencontre dans l'éducation physique des enfants, et le dérangement des fonctions digestives affecte un grand nombre d'entre eux. Tant qu'il ne dépasse pas les limites d'une incommodité légère et momentanée, cet état ne mérite pas que l'on s'en occupe sérieusement, et l'indication des remèdes à y apporter a trouvé place dans un autre chapitre; nous ne devons considérer ici que l'état de maladie proprement dite et bien confirmée.

Des dérangements d'entrailles et des moyens

[1] J'ai employé pour ces expériences le lait à tous les états possibles, pris chez divers animaux et chez la femme elle-même.

qu'on y oppose ordinairement. — En pareille circonstance, on commence, il est vrai, par modifier le régime alimentaire, par diminuer la quantité des aliments, et même on a fréquemment recours aux différentes espèces de lait, lait de vache, pur ou coupé, lait d'ânesse, de chèvre; mais on n'entre pas assez franchement dans cette voie; le régime alimentaire est considéré comme un moyen accessoire, et non comme le fond du traitement, et on met surtout sa confiance dans l'emploi des médicaments proprement dits; si bien que les enfants arrivent souvent, épuisés par la diète que leur nature ne comporte pas, par le traitement médical énergique auquel ils sont soumis, au dernier degré de faiblesse, n'ayant plus ni la force de supporter les remèdes, ni la faculté d'absorber les substances propres à les relever. Dans cet état encore le régime lacté offre des ressources précieuses ainsi que nous le verrons tout à l'heure, mais il faut se hâter, tant la vie est prête à s'échapper de ces corps exténués.

Mais j'abandonne ces généralités pour arriver aux indications précises et déterminées ; j'en ai dit assez pour montrer dans quel esprit je conçois l'application de la médecine aux enfants, et je vais tracer le plan du régime lacté, tel qu'il m'a réussi dans plusieurs cas très-graves, les uns où les moyens ordinaires de la médecine avaient échoué, les autres où ils auraient dû être employés d'après les idées les plus universellement admises, mais où on a eu immédiatement et uniquement recours à la méthode du régime.

Je ne prétends pas avoir inventé quelque chose de nouveau; il n'est pas un des moyens, bien simples d'ailleurs, que je vais recommander, qui n'ait été conseillé à diverses reprises, et pratiqué avec succès sur beaucoup de malades. C'est une raison de plus d'y avoir confiance, et je n'ai d'autre prétention que d'avoir particulièrement fixé mon attention sur ces moyens, de les avoir étudiés avec soin et de les avoir appliqués avec plus de méthode et de persévérance qu'on ne le faisait jusqu'ici.

Il faut savoir diriger avec patience plutôt que traiter directement certains états morbides de l'enfance. — Lorsqu'un enfant qui n'est plus allaité éprouve un dérangement des fonctions digestives, tel qu'il ne supporte plus aucun aliment ordinaire sans avoir la diarrhée, il dépérit, ses chairs s'amollissent, sa peau s'étiole, et cet état persiste souvent en dépit de tous les petits moyens que l'on met en usage en pareil cas. On reconnaît dans les matières des parties de substances alimentaires mal digérées, ayant conservé leur texture et leur forme, après avoir traversé le canal digestif. Que cet état soit accompagné ou non d'une fièvre peu intense, que l'enfant soit plus ou moins abattu, qu'il éprouve des coliques en allant à la garde-robe, ou bien que ce symptôme n'accompagne pas le dérangement d'entrailles, je ne suis pas d'avis qu'il faille avoir immédiatement recours à une diète rigoureuse, ni aux émissions sanguines; outre que ces moyens sont loin d'avoir dans beaucoup de cas autant d'efficacité qu'on le suppose, ils ont l'inconvénient d'affaiblir l'enfant, de lui ôter la faculté de réagir et de supporter le mal pendant toute la durée qu'il aura nécessairement quoi qu'on fasse; on nuit beaucoup aux enfants en voulant toujours les guérir promptement et à tout prix des accidents qu'ils éprouvent; il est des états qu'il faut savoir supporter patiemment, observer sans les attaquer de front, en attendant que la nature elle-même, aidée d'un régime convenable, triomphe d'une disposition que rien ne peut changer subitement et en quelques jours; il n'y a pas de médecine qui demande plus de patience que celle des enfants; il est des affections sans doute qui exigent des remèdes prompts et énergiques, mais il en est beaucoup d'autres qui veulent être conduites et dirigées, dans leurs différentes phases, plutôt que combattues directement; tout l'art consiste alors à soutenir l'enfant, à maintenir ses forces, à se tenir en garde contre les complications qui pourraient survenir, et à demeurer dans une sorte d'équilibre, jusqu'à ce que l'organisme éprouve de lui-même une modification, que l'on peut favoriser, mais non produire par des moyens artificiels; tous les efforts doivent se borner à donner à l'enfant le temps d'arriver à ce terme, et c'est pourquoi il faut ménager ses ressources.

Cette conduite est, j'en conviens, difficile à tenir dans le monde; on est tellement convaincu que la médecine doit agir et que le médecin est fait pour donner des remèdes, qu'on supporte impatiemment cette inaction, même de la part du médecin auquel on accorde toute confiance; aussi beaucoup de remèdes sont-ils donnés, bien innocemment, il est vrai, en vue de la famille, plutôt que dans l'intérêt réel de l'enfant. La difficulté dont je parle se fait sentir pour le médecin, même au milieu des siens, dans sa famille, à l'égard de ses propres enfants, là où il semblerait le plus maître d'agir selon sa conviction; combien ne lui faut-il pas de fermeté pour résister à l'empressement général, en présence d'accidents devant lesquels il croit devoir rester en expectative, en se bornant à quelques moyens simples et à quelques précautions de régime, et pourtant il se présente dans la carrière des enfants des moments de malaise qui ne sont que des espèces de crises de développement qui cessent d'elles-mêmes au bout d'un certain temps; ces états de malaise peuvent durer plusieurs jours, quelques semaines, avec un léger mouvement de fièvre, de l'abattement, défaut d'appétit, dérangement d'entrailles, sans qu'aucun organe s'affecte sérieusement, et cet ensemble de symptômes disparaît de lui-même, sans l'intervention d'aucun remède actif; mais n'est-ce pas faire une médecine utile que de surveiller les organes, d'examiner chaque jour la poitrine, le ventre et la tête pour s'assurer qu'ils ne s'engagent pas, et d'éviter tout ce qui pourrait faire prendre un caractère sérieux au mal; combien ne voit-on pas d'enfants qui, au bout de huit ou dix jours, sortent de cet état, en se réveillant un matin frais et dispos, demandent à manger, reprennent leurs habitudes et rentrent dans la vie ordinaire, sans avoir éprouvé d'autres modifications qu'un peu de croissance et un degré de plus dans leur développement; il est des enfants que j'ai dû attendre ainsi pendant quinze ou dix-huit jours, sans faire autre chose que les observer.

Avantage d'entrer franchement dans la voie du régime lacté, quand les premiers moyens ordinaires ont échoué contre le dérangement des organes digestifs. — Je reviens aux affections des voies digestives qui doivent surtout m'occuper ici; lorsque la suppression d'une partie des aliments, le choix des substances les plus légères, l'emploi des bains et de quelques remèdes émollients n'arrêtent pas les accidents et que l'enfant continue à s'affaiblir, je suis bien d'avis d'avoir recours au régime lacté, comme on le fait, mais d'une manière exclusive et avec des précautions trop souvent négligées jusqu'ici; on retirera bien plus d'avantage de ce régime que de tous les bouillons de viande, de poule ou autres, qui ont le double inconvénient de nourrir très-peu et d'être peu propres à rétablir l'intégrité des organes digestifs; les bouillons, tels surtout qu'on les administre aux malades, ne méritent pas la réputation dont ils jouissent; ils ne contiennent qu'une infiniment petite quantité de principes nutritifs, et sous une forme qui n'est pas la plus propre à être assimilée.

Le lait renferme tous les éléments nécessaires à la nutrition. — Le lait, au contraire, renferme tous les éléments nécessaires à la constitution et à la réparation des organes, puisqu'il est destiné à nourrir le jeune être exclusivement pendant les premiers temps de son existence. Les expériences rapportées plus haut montrent, ainsi que je l'ai dit, que le lait est déjà presque du sang tout formé auquel il ne manque qu'un degré de plus d'élaboration pour devenir du sang parfait.

Influence comparative du lait et du bouillon dans la nourriture des jeunes animaux. — Expériences. — S'il était nécessaire de citer d'autres faits à l'appui de cette manière de considérer le lait, je dirais qu'ayant nourri de jeunes animaux du même âge, des chiens, d'une même portée et de même force, les uns avec le lait de leur mère, ou même avec du lait d'une autre espèce, les autres avec du bouillon gras à discrétion, il s'est établi en quelques jours une différence notable dans le développement de ces animaux soumis à ces divers régimes, différence que l'on pouvait apprécier chaque semaine par la différence de poids; j'ai varié ces expériences de toutes les manières, en rendant le lait à ceux qui en avaient d'abord été privés, et en mettant, au contraire, au régime du bouillon ceux que l'on nourrissait au lait; et je suis toujours arrivé au même résultat, la différence de poids ne tardant pas à se prononcer en sens inverse; la disproportion devient tellement sensible au bout d'un certain temps, quand on continue à donner du lait aux uns et du bouillon aux autres, qu'elle frappe les yeux sans avoir recours à la balance; et ce qu'il y a de remarquable, c'est que jamais on ne voit les jeunes chiens, qui ont été élevés au bouillon ou à la soupe, arriver au même degré de force et de développement que ceux qui ont pris le lait de leur mère, ou le lait d'une autre espèce; les premiers restent au-dessous par la taille et par l'embonpoint, de même que par la force et l'énergie.

Manière dont le lait doit être donné. — Choix à faire suivant les circonstances. — Mais il ne suffit pas de donner du lait; quelles que soient sa nature et les circonstances où il est pris; il y a un choix à faire suivant les cas et aussi des précautions essentielles à observer dans la façon de l'administrer; il faut même quelquefois procéder par tâtonnements, et je ne doute pas que si l'on n'obtient pas plus de succès de l'emploi de ce régime, cela ne dépende, en grande partie, de la manière imparfaite dont il est suivi.

Le régime lacté doit être exclusif. — Et d'abord le régime doit être exclusif quand on en vient à faire prendre le lait dans les circonstances dont nous parlons; il ne faut pas donner alternativement du lait, du bouillon, ou quelque autre aliment, ainsi qu'on le fait ordinairement.

Ce qui fait échouer le régime lacté. — Il est rare que le lait, administré de cette manière, réussisse bien, et c'est pourquoi on est si souvent obligé d'y renoncer, ce régime ne produisant pas les effets qu'on en attendait ou les enfants ne le supportant pas; aussi entend-on dire souvent que le lait a été essayé, qu'il n'a pas bien passé, qu'il ne convient pas et qu'on a dû l'abandonner; mais cela ne prouve absolument rien, si ce n'est qu'il a été mal administré; et ce que nous disons de cette première condition s'appliquera aux autres qui concernent l'état du lait, sa nature, son choix, son espèce. Nul doute que la plupart des enfants, si ce n'est tous, et que beaucoup d'adultes même, qui ne digèrent pas le lait dans les conditions ordinaires, ne le supportassent très-bien, et que l'on ne pût en tirer plus d'avantage qu'on ne le fait dans beaucoup d'états morbides, s'il était donné comme il convient.

Le premier point est donc de ne faire prendre à l'enfant que du lait, tantôt pur ou coupé d'eau, tantôt, au contraire, combiné à des fécules, suivant la gravité et les circonstances.

Lorsque l'état offre un certain danger, que l'estomac et les entrailles supportent difficilement la moindre dose de substance alimentaire, on commence par donner le lait liquide, comme une boisson, par petites tasses, à des intervalles réguliers et convenus, le lait doit être légèrement sucré et tiède, mais la manière dont on le fait chauffer est de la plus grande importance.

Précaution à prendre pour faire chauffer le lait. — Le lait est d'autant moins facile à digérer, qu'il a été soumis plus longtemps à l'ébullition, et à des ébullitions répétées[1]. S'il était possible de donner aux en-

[1] « Sachant qu'il existe dans le lait, ou une matière albumineuse proprement dite, ou de l'albumine modifiée, on se rend facilement compte de la raison qui fait que le lait monte rapidement dans le premier moment de l'ébullition, alors que toute l'albumine n'est pas encore coagulée; tandis que plus tard, il ne monte que beaucoup moins, et seulement en raison de la viscosité qui lui est communiquée par le caséum suspendu. On comprend de même pourquoi l'ébullition développe dans le lait une odeur animalisée qui rappelle le blanc d'œuf coagulé, en même temps qu'il prend une couleur plus blanche. On n'est pas surpris de voir le lait bouilli former au bout de quelque temps un léger dépôt blanc, surtout si le lait n'est pas très-récent, et on n'attribue pas cet effet à une falsification. Enfin

fants le lait sortant du pis de la vache et sans avoir été artificiellement chauffé, ce serait ce qu'il y aurait de mieux ; mais il n'est pas nécessaire ordinairement de pousser le scrupule jusque-là. Il y a même quelques enfants, et surtout beaucoup d'adultes, auxquels la saveur particulière du lait chaud, au moment où il vient d'être trait, déplaît, et qui, par conséquent, le digèrent moins bien dans cet état. Ce n'est donc que dans certains cas particuliers, dont il sera question plus loin, que le lait doit être pris à l'instant de la traite; le plus souvent, il suffit qu'il soit frais, c'est-à-dire du jour, et qu'on prenne la précaution de ne le faire chauffer que ce qu'il faut pour le rendre tiède et toujours au bain-marie : en été il est nécessaire de conserver le lait à la cave afin qu'il n'aigrisse pas.

Potages au lait. — Si l'enfant est en état de suppor-

on s'explique pourquoi le lait qui a bouilli est susceptible d'une plus longue conservation qu'auparavant, l'albumine coagulée étant bien moins altérable que dans l'état liquide, où elle forme une des substances les plus facilement putrescibles...

« Voilà donc autant de raisons qui permettent de se rendre compte de la différence d'action comme médicament, observée depuis longtemps par les praticiens, entre le lait frais et non bouilli et celui qui a subi l'action de la chaleur; différence que Boerhaave regardait comme très-grande, et qu'il exprimait en disant que ce fluide perdait en bouillant ses propriétés les plus saines et les plus balsamiques. » Quévenne, 2e *mémoire sur le lait.* (*Annales d'hygiène publique et de médecine légale*, Paris. 1841, tome XXVI, pag. 5 et suiv.)

ter des aliments plus solides, on lui donne de petits potages au lait, un, deux ou trois dans la journée, faits, comme je l'ai dit plus haut, avec l'une des fécules indiquées, l'arrow-root, la fécule de pomme de terre, la farine de froment séchée au four, ou la semoule, suivant le goût de l'enfant ou selon ce qui lui passe le mieux.

Administré de cette manière et avec ce soin, non-seulement le lait est bien digéré, mais les enfants y prennent un tel goût, que souvent ils refusent toute autre nourriture quand on la leur offre, et ils sont très-bien alimentés, le lait contenant, comme nous l'avons dit, sous un petit volume, des éléments très-substantiels et très-nutritifs. Les enfants malades peuvent prendre ainsi un demi-litre et jusqu'à un litre de lait[1] par jour, et on ne tarde pas à voir cesser les accidents du côté des voies digestives, leurs chairs se raffermissent, leurs forces reviennent, et on peut s'assurer positivement des progrès qu'ils font, par l'augmentation de poids qu'ils acquièrent. Cette augmentation devient sensible de semaine en semaine, et il est bon de la constater afin d'apprécier directement les effets du régime.

Influence du régime lacté sur le ton de la peau.

[1] Ce que l'on vend à Paris pour un litre de lait n'équivaut guère qu'aux deux tiers environ du véritable litre.

— On ne doit pas s'attendre à voir la coloration et le ton de la peau revenir promptement et suivre les progrès de l'amélioration générale que nous signalons. Pendant tout le temps que l'enfant reste soumis au régime lacté, son teint reste un peu blafard, ainsi que nous l'avons constaté, sans pouvoir nous expliquer parfaitement cet effet ; mais cette circonstance ne nuit en rien au bon état de ses forces et de sa santé ; la peau reprend bien vite sa coloration, dès que l'enfant peut être remis au régime de vie ordinaire, en même temps qu'on l'expose à l'air et au soleil.

Décoloration des garde-robes. — On ne s'étonnera pas non plus de voir les garde-robes décolorées et presque blanches, quoique étant de matières bien formées; c'est une circonstance qui accompagne également toujours l'emploi du régime lacté.

Choix de l'espèce de lait. — Quels soins doit-on apporter au choix du lait, sous le rapport de sa nature, de son espèce et de ses qualités?

Je suis d'avis, quand l'état de l'enfant n'a rien de très-inquiétant ou qu'il n'offre pas d'indication particulière, de commencer par le lait de vache ; et, au lieu de le couper avec de l'eau, comme il serait nécessaire de le faire pour ce lait pur, je préfère, ainsi que je l'ai dit, le lait de première traite, qui est naturellement plus faible. (Voir ce que j'ai dit de ce lait, page 51.)

Quand le lait de vache passe bien, il vaut mieux l'employer que celui d'ânesse ou de chèvre, parce qu'il est plus facile de se le procurer en tout lieu, dans de bonnes conditions, et parce qu'il offre une composition plus régulière et plus uniforme. Toutefois, il est des cas où le lait d'ânesse convient mieux comme plus léger, et celui de chèvre comme très-nourrissant et très-riche en principes substantiels; on attribue aussi à ce dernier lait la propriété de resserrer dans lés diarrhées rebelles. On ne doit pas oublier non plus, pour apprécier la valeur de ces différentes espèces de lait, que celui de vache est, jusqu'à un certain point, un lait artificiel, en ce sens qu'il est fourni par l'animal en dehors du temps de l'allaitement du petit par sa mère; il est, pour ainsi dire, le résultat d'une alimentation succulente et forcée, et non d'une fonction naturelle comme celui des autres animaux qui ne produisent du lait, comme les femmes elles-mêmes, que pendant qu'ils nourrissent leurs petits. Cette circonstance n'est probablement pas sans influence sur la constitution de ce liquide et sur la manière dont il agit; c'est peut-être à elle que l'on doit attribuer la facilité avec laquelle le lait d'ânesse, et surtout le lait de femme, sont digérés dans quelques circonstances où le lait de vache n'est pas supporté. Le lait de vache a un caractère particulier qui le distingue des autres, que l'on peut vérifier facilement, et dont la cause est probablement aussi dans les conditions que je viens de signaler.

État acide et alcalin du lait. — C'est le seul lait dont la réaction chimique soit très-faiblement alcaline, souvent neutre, et quelquefois même légèrement acide; le lait d'ânesse et le lait de femme sont toujours franchement alcalins [1] : or ce sont précisément ceux qui sont produits dans les conditions que j'appelle tout à fait naturelles et physiologiques, c'est-à-dire pendant l'époque de l'allaitement du petit ; et il est probable que le léger degré d'acidité du lait de vache est déjà une sorte d'altération, puisque ce lait est franchement alcalin comme les autres, immédiatement après le part et lorsque le veau tète encore.

[1] On constate l'état alcalin ou acide du lait au moyen de ce que l'on nomme le papier de tournesol ; ce papier chimique, teint d'une couleur bleue végétale, passe au rouge sous l'influence des acides, et, au contraire, lorsqu'il a été préalablement rougi, il est ramené au bleu par les liqueurs alcalines; il suffit donc de tremper une petite bande de papier de tournesol bleu dans le lait pour voir s'il est acide, de même que le papier rouge indiquera, au bout d'un certain temps, si le lait est alcalin ; le lait de vache normal doit ramener lui-même le papier rouge au bleu, après quelques minutes de contact, quoique d'une manière moins prononcée que le lait d'ânesse et surtout que le lait de femme ; le lait de vache décidément acide, doit être rejeté suivant moi, quand il s'agit du régime des enfants et des malades.

Les papiers de tournesol se trouvent chez les fabricants de produits chimiques et chez les pharmaciens.

Des qualités du lait, de sa richesse, etc. — Il faut s'assurer, autant que possible, des bonnes qualités du lait que l'on donne aux enfants, soit en le prenant dans un établissement bien dirigé et dans lequel on puisse avoir confiance, soit en constatant par soi-même que la vache qui le fournit est saine, en bon état, que son lait n'est pas trop vieux, et qu'elle est soumise à un régime de vie bien réglé. On peut voir si le lait est acide, ainsi que je viens de l'indiquer, au moyen du papier de tournesol, s'il contient une suffisante proportion de crème, en mesurant celle-ci après l'avoir laissée monter dans une éprouvette graduée, comme je l'ai dit (p. 79), et s'il a sa densité normale, en y plongeant un aréomètre[1]; le lait de vache ordinaire doit fournir de douze à quinze parties de crème sur cent, celui de première traite de cinq à dix; le lait d'ânesse ne produit, même quand il est riche, que de une à deux parties de crème sur cent; celui de chèvre, au contraire, est très-abondant en crème, mais elle ne se sépare pas en couche nette et elle est difficile à mesurer par cette méthode; enfin la pureté du lait ne peut s'apprécier que par l'inspection microscopique.

Influence de la nourriture de l'animal sur la nature de son lait. — Nourriture aux carottes, aux

[1] La densité du lait de vache ordinaire est à peu près de 1030.

betteraves, aux fourrages mêlés. — La manière dont on nourrit l'animal qui fournit le lait est importante; on sait que les carottes produisent le lait le plus léger et le plus facile à digérer; c'est la nourriture qui convient le mieux pour le lait des enfants malades; les betteraves au contraire donnent naissance au lait le plus substantiel et le plus riche, les autres substances et les fourrages ordinaires produisent un lait d'une richesse intermédiaire.

Substances médicamenteuses administrées aux animaux et passant dans leur lait. — On peut introduire dans le lait, au moyen de la nourriture, quelques substances médicamenteuses, telles que des préparations d'iode, des alcalis, et le sel marin qui rend le lait plus appétissant et plus facile à conserver. On pourra donc quelquefois se servir de cette voie avec avantage, pour faire passer dans l'économie quelques agents propres à modifier les fonctions; pour les enfants d'une constitution scrofuleuse, l'iodure de potassium peut être utilement mêlé à la nourriture des vaches, en certaines proportions.

De l'usage du lait de femme. — Si les diverses espèces de lait que nous venons de passer en revue, lait de vache, d'ânesse et de chèvre, ne réussissent pas à calmer les accidents, que le dérangement d'entrailles, la diarrhée, et, par suite, l'affaiblissement de l'enfant persistent en dépit du régime lacté, ou si l'état du malade présente assez de gravité de prime abord pour ne pas permettre de faire usage de ces substances, il n'y a pas de temps à perdre en essais, et il ne faut pas hésiter à avoir recours au lait de femme. J'ai vu des effets véritablement merveilleux de ce lait, sur des enfants réduits au dernier degré de faiblesse, et pour des affections des voies digestives, contre lesquelles avaient échoué tous les traitements, toutes les autres espèces de lait et toutes les ressources de la médecine. Je ne crains pas de dire que des enfants dans un état désespéré ont été sauvés par ce moyen ; je le crois propre à rendre les plus grands services et susceptible d'être appliqué, non-seulement aux enfants, mais aux adultes eux-mêmes dans certaines circonstances.

Mais ici encore il y a des précautions essentielles à prendre et une méthode à suivre, sans laquelle le succès pourrait être compromis.

Choix des nourrices pour ce cas spécial. — Le choix des nourrices n'est pas moins important dans ce cas que dans les occasions ordinaires dont il a été question au commencement de cet ouvrage ; mais il ne suffit pas que les nourrices soient saines, bien portantes, pourvues de bon lait, etc., il y a d'autres conditions à remplir et que nous devons indiquer.

Et d'abord il faut choisir des nourrices dont le lait ne soit pas trop récent, dans la crainte qu'il ne possède encore un peu des propriétés laxatives qu'on lui attribue après l'accouchement ; il doit être aussi bien formé que possible, puisqu'il s'agit de le donner à un enfant déjà plus développé et ne tetant plus depuis un certain temps. En outre, il est indispensable que les nourrices soient abondamment pourvues de lait et qu'elles aient la faculté d'en extraire une quantité assez considérable de leurs seins; on ne réussit en effet que très-rarement à faire teter un enfant sevré depuis une époque plus ou moins éloignée, et ayant perdu l'habitude de sa nourrice ; ce n'est pas d'ailleurs dès les premiers moments que l'on peut tenter de leur donner le sein; le plus pressé est de leur faire avaler quelques cuillerées de lait pour les ranimer et les soutenir ; il faut donc que les nourrices auxquelles on a recours pour cet objet sachent tirer leur lait en certaine proportion. Or cette condition ne se rencontre pas chez toutes les femmes, et il en est beaucoup, même parmi les meilleures, dont on ne peut obtenir qu'une très-petite quantité de lait par ce moyen; ce n'est pas qu'elles en manquent, mais le lait ne monte dans leurs seins et ne s'écoule que sous l'influence de la succion de l'enfant; elles sont incapables d'en tirer elles-mêmes, ou de s'en faire tirer au delà d'une ou deux cuillerées à la fois. J'ai vu des femmes qui ne pouvaient donner à grand'peine que deux ou trois cuillerées de lait, quoique l'enfant qu'elles allaitaient trouvât en elles une nourriture abondante, tandis que d'autres emplissent facilement un verre à boire ordinaire; les premières se fatiguent beaucoup en donnant une quantité de lait tout à fait insignifiante et ne peuvent continuer longtemps ce service auprès d'un enfant : les autres seules sont capables de résister à cette manœuvre et de fournir aux besoins du malade.

De la quantité de lait nécessaire pour un enfant mis à ce régime. — Une femme seule ne suffit pourtant pas, quelles que soient ses facultés sous le rapport dont il s'agit, pour nourrir un enfant que l'on met au régime; l'enfant le plus malade ne consomme pas moins d'une demi-livre, d'une livre même de lait en vingt-quatre heures dans la circonstance dont nous parlons ; il peut commencer par quelques cuillerées seulement, mais ses besoins croissent rapidement, et il faut lui donner d'heure en heure, ou toutes les deux heures, la nuit presque autant que le jour, une tasse de lait; or, la même femme ne peut pas suffire à une pareille consommation, d'autant plus qu'elle est obligée de continuer d'allaiter son enfant pour entretenir son lait ; ce n'est donc qu'à l'aide de plusieurs nourrices que l'on peut suivre un semblable régime, avec toute la régularité nécessaire à son succès, et j'ai dû avoir recours à trois ou quatre femmes à la fois, à six même, dans certains cas, pour satisfaire aux besoins d'un seul enfant.

Des moyens de se procurer facilement du lait de femme. — Il n'est pas toujours nécessaire de réunir autour de soi un si grand nombre de nourrices pour arriver au résultat que l'on veut obtenir; cette condition rendrait souvent impossible l'exécution d'un semblable traitement; il est facile de se procurer à Paris, dans les divers établissements de nourrices, en province et à la campagne, dans les environs du lieu qu'on habite, un nombre suffisant de nourrices, qui viennent l'une après l'autre, et à des heures fixes, donner la quantité de lait dont on a besoin; j'ai procédé de cette manière, et sans aucun embarras dans plusieurs circonstances; ce moyen rend le mode de traitement accessible aux fortunes les plus modestes. On ne manque, en effet, jamais de nourrices disposées à rendre ce service pour une médiocre rétribution; et comme ce régime n'a jamais une très-longue durée, il n'impose pas des sacrifices exorbitants[1].

[1] J'ai soigné l'enfant d'une pauvre femme pour lequel la mère va tous les matins, dans un bureau, chercher du lait que les nourrices lui donnent avec le plus grand empressement; en huit jours, cet enfant, qui était réduit au dernier degré de marasme et de faiblesse,

Nécessité de donner ce lait frais et non réchauffé. — Il est très-important de donner le lait de femme au moment où il vient d'être tiré et avec sa chaleur naturelle. J'ai eu l'occasion d'observer la différence que produit ce lait tiré d'avance et que l'on fait réchauffer ensuite; un des enfants sur lesquels ce régime a produit les plus heureux résultats, a éprouvé des modifications dans ses digestions, dès le moment où, pour plus de commodité, on avait fait d'avance provision de lait que l'on chauffait au bain-marie au fur et à mesure de ses besoins; il a fallu abandonner bien vite cette méthode et revenir au lait tel qu'il sortait du sein de ses nourrices.

Peut-on faire reprendre à un enfant sevré depuis quelque temps l'habitude du teter? — C'est pourquoi il serait à tous égards très-avantageux de pouvoir faire reprendre à l'enfant l'habitude de teter; cela simplifierait beaucoup le traitement, puisque l'enfant reviendrait ainsi aux conditions d'un enfant en nourrice. Mais, je répète que cette bonne volonté de sa part est très-rare; les essais que l'on tente pour arriver à ce but

a repris assez de force pour digérer du lait de vache de première traite, et tout fait espérer que la mère sera récompensée de son zèle par la guérison de son enfant, dont l'état paraissait véritablement désespéré. Plusieurs de nos confrères, entre autres MM. Blache et Rayer, ont obtenu des succès remarquables par cette méthode, dans des cas presque désespérés.

doivent ordinairement être faits la nuit, pendant que l'enfant est à moitié endormi ; il arrive alors, quelquefois, qu'il reprend machinalement dans l'obscurité, le sein de la nourrice, qu'il tette, et une fois qu'il a commencé, il continue.

Durée ordinaire du traitement au moyen du lait de femme. —Autant qu'il est possible de fixer le temps d'un semblable traitement, je dirai qu'il ne dépasse pas ordinairement la durée d'un mois ; vers ce terme, les accidents, qui ont disparu dès les premiers jours ne se renouvellent plus, et le convalescent commence de lui-même à témoigner le besoin d'une alimentation plus forte et plus variée ; il se dégoûte un peu du lait qu'il prenait jusque-là avec avidité, et ne se montre plus satisfait et rassasié. C'est le moment d'essayer à introduire d'autres éléments dans son régime, mais la transition demande quelque soin, et voici par quels moyens on peut revenir par degrés à la vie ordinaire, sans secousse et sans rien compromettre.

Comment on doit revenir au régime ordinaire. — L'état de l'enfant permettrait de prendre plusieurs voies; quand les digestions sont bien rétablies, comme cela arrive d'une manière rapide et vraiment surprenante au moyen du lait de femme, on pourrait passer brusquement à une autre espèce de lait, au lait de vache par exemple, en le choisissant convenablement et abandonner entièrement le lait de femme ; les organes digestifs semblent si bien reposés et calmés par l'usage de l'aliment doux et facile à assimiler, qu'on leur a donné pendant un certain temps, qu'ils seraient probablement aptes à recevoir toute nourriture légère, fût-ce même le bouillon de viande ; mais ce passage brusque et sans intermédiaire d'un régime à un autre, que j'ai vu réussir, me paraît moins prudent qu'une transition plus graduée et mieux ménagée. C'est pourquoi j'adopte la méthode suivante qui me paraît à l'abri de tout inconvénient, qui permet de ralentir ou d'accélérer le retour vers le régime normal, de s'arrêter quand on veut, et de se comporter, en un mot, suivant les circonstances et les événements. Cette méthode consiste, à introduire d'abord un seul petit potage léger au bouillon de viande, une semoule bien claire dans les vingt-quatre heures, et de continuer pendant le reste du temps l'usage du lait de femme ; puis on introduit bientôt deux potages, et à chaque pas nouveau, on se tient en observation, prêt à reculer, s'il arrive quelque accident ; je donne la préférence au bouillon gras sur le lait de vache, afin de ne pas mêler ensemble plusieurs espèces de lait, et puis chaque pas que l'on fait en ce sens est un véritable progrès qui rapproche toujours un peu plus du régime de vie ordinaire, dans lequel on entre enfin pleinement en quittant la dernière tasse de lait de femme; tandis qu'en passant du lait de femme au lait de vache on ne fait que reculer la difficulté et on se trouve dans le même embarras, quand il s'agit d'abandonner ce régime transitoire pour revenir au régime ordinaire. Il faut alors prendre des précautions analogues à celles que je viens d'indiquer pour chaque aliment nouveau que l'on substitue au lait, et on a perdu du temps ; or, quels que soient l'utilité et les avantages du régime lacté, il importe extrêmement de l'abandonner le plus tôt possible, pour reprendre la nourriture variée qui est la seule vraiment substantielle et fortifiante pour les enfants au delà du temps de l'allaitement. La marche que je viens d'indiquer pour passer de l'usage du lait de femme aux aliments communs, s'applique également à la transition du régime lacté ordinaire au régime de la vie commune. Il est évident que les mêmes précautions doivent être prises, soit que l'enfant ait fait un usage exclusif du lait de vache ou d'ânesse, soit qu'il ait été mis au lait de femme.

Des préventions contre l'usage du lait des femmes. — Ici se termine tout ce que j'avais à dire du régime lacté dans l'appendice que j'ai cru utile de joindre à ce traité d'éducation physique des enfants. Quant à ce qui concerne l'emploi du lait de femme, je ne doute pas que certains esprits n'éprouvent de la répugnance à cette idée; cette sorte de *vacherie humaine*, suivant une expression énergique qui a été appliquée dans une circonstance semblable, peut au premier instant choquer l'imagination. Il n'y a pourtant là rien qui blesse la convenance et la moralité; aussi l'expérience et les faits sur lesquels s'appuient mes convictions, me font un devoir d'exhorter vivement les mères à surmonter leur première impression lorsqu'il s'agit de la vie d'un enfant. . .

Nécessité de seconder l'effet du régime lacté par un ensemble de soins hygiéniques. — Il est nécessaire d'ajouter que le régime lacté doit être secondé par tous les autres moyens hygiéniques sur lesquels nous avons tant insisté dans le cours de cet ouvrage; la régularité de la vie, le sommeil calme, l'exercice en plein air, au soleil, le séjour à la campagne, l'éloignement de toute excitation prématurée des facultés intellectuelles et du système nerveux, etc., sont des conditions bien plus importantes encore dans l'état de maladie que dans l'état de santé.

Des habitudes vicieuses chez les enfants, et du moyen de les constater. — Je ne puis pas terminer cet ouvrage sans dire un mot des habitudes vicieuses auxquelles il n'est pas rare de voir les enfants se livrer dans le très-jeune âge; je ne parlerai pas des précautions que réclame cette fâcheuse inclination, c'est à la sagesse et à la prudence des parents, à rechercher les causes de cette aberration précoce de l'imagination ; ils auront à voir si le genre de vie et le mode d'éducation qu'ils suivent pour les enfants, si le développement anticipé qu'ils donnent à leurs sens et à leurs facultés, ne sont pas pour quelque chose dans les habitudes nuisibles qu'ils ont contractées. Pour moi, je dois me borner ici à indiquer les moyens d'éclaircir les soupçons, dans les cas où l'on serait dans l'incertitude, sans risquer d'éveiller des idées que l'enfant n'aurait pas eues jusque-là. L'examen microscopique des urines offre un moyen d'arriver à la vérité sans avertir l'enfant et sans lui témoigner aucune défiance; l'urine des enfants livrés au vice dont nous parlons contient, même avant l'époque de la puberté, des matières particulières que l'observation permet de découvrir, quand on a soin de la recueillir peu de temps après le moment où l'enfant s'est abandonné à sa funeste inclination. Ce n'est pas, comme on le pense bien, à la présence des animalcules particuliers, que l'on peut constater le fait dont il s'agit; mais à l'existence d'une certaine quantité de matière muqueuse provenant, soit de la prostate, soit des vésicules, et dans laquelle se trouvent mêlés des cristaux d'oxalate de chaux en plus ou moins grande quantité ; la présence de cette substance dans les urines qui contiennent quelques-uns des éléments de la semence, est un fait si constant, qu'il peut servir à établir le diagnostic des pertes séminales chez les adultes, lorsque le signe essentiel vient lui-même à manquer. Ce fait se montre chez les enfants eux-mêmes, mais il exige, dans tous les cas, que l'on fasse attention au genre d'alimentation, l'usage de l'oseille pouvant momentanément déterminer, chez tout individu, la formation des cristaux de même nature dans les urines; mais c'est là une circonstance accidentelle dont il est facile de tenir compte.

CONCLUSION

Je me suis proposé de présenter aux mères, dans cet ouvrage, un guide propre à les diriger dans les difficultés que beaucoup d'entre elles rencontrent, lorsqu'elles se trouvent appelées, pour la première fois, à remplir leurs devoirs maternels; j'ai cherché à répondre aux principales questions qu'elles ont à résoudre relativement aux soins de l'allaitement, à la direction du régime en général dans l'état de santé et de maladie, aux accidents les plus communs qui peuvent survenir, et à la direction morale de la première enfance; cette dernière partie, la plus importante à considérer dans un traité d'éducation générale, n'occupe ici qu'une très-petite place, l'éducation proprement dite ayant peu à faire à l'époque de la vie dans laquelle je me suis renfermé; je n'ai touché que les points qui m'ont paru concourir directement au but que je me proposais, l'éducation physique et la santé.

L'origine de beaucoup de maux de la vie remonte à la première enfance, et il est nécessaire de surveiller l'entrée dans la carrière, de la bien diriger, pour que la marche soit ferme et assurée dans la suite; c'est à la première enfance qu'il faut donner toute son attention, comme à une source d'où découleront plus tard la force ou la faiblesse, la vigueur ou les infirmités. Nous n'avons, ainsi que je l'ai dit, que quelques années à consacrer, pleines et entières, à la constitution physique, la meilleure partie des suivantes devant être employée au développement des facultés intellectuelles.

Sans nier l'influence de la santé des parents sur celle des enfants, et en accordant une large part à l'hérédité, il est impossible de méconnaître l'extrême aptitude de l'enfance à subir l'action des agents extérieurs et à se modifier en raison des circonstances au milieu desquelles elle est placée; cette action est telle que plus on l'observe, plus on reste convaincu qu'en la dirigeant bien, dans cette période de la vie où les phénomènes organiques ne sont pas troublés par le choc des perturbations morales, il n'y a pour ainsi dire pas d'état que l'on ne puisse ramener à l'ordre et à la régularité; aussi les enfants offrent-ils des ressources infinies dans leurs maladies, et c'est presque une vérité populaire, qu'il n'y a jamais lieu de désespérer de leur vie, si gravement compromise qu'elle paraisse. Il reste même à savoir jusqu'à quel point beaucoup de leurs maladies ne sont pas de notre fait, plutôt que le résultat nécessaire de leur nature ; mais sans prétendre qu'il soit possible de les éviter toutes, on ne peut pas douter que beaucoup d'entre elles ne soient des accidents déterminés par la mauvaise hygiène et par les vices du régime.

Je n'hésite pas à affirmer, d'après des observations que j'aurai bientôt l'occasion de publier, sur les conditions de mortalité qui frappent les enfants dans les premiers temps de la vie, que sur une population comme celle de Paris, on pourrait facilement sauver plusieurs milliers d'enfants chaque année, en leur appliquant les règles d'une hygiène plus sage; aussi n'ai-je pas cru pouvoir trop insister, dans cet ouvrage, sur les préceptes de régime qui font la base de l'éducation physique des enfants en santé et du traitement de leurs affections morbides les plus communes ; ces préceptes sont fondés sur l'observation et la pratique, et je les énonce avec la plus entière conviction.

HYGIÈNE

APPLICABLE

AUX DIFFÉRENTES SAISONS DE L'ANNÉE

On a mis quelquefois en doute l'utilité de la médecine ; on s'est demandé si, compensation faite entre le bien et le mal, l'humanité, en somme, ne gagnerait pas à être délivrée de cet art problématique, difficile à exercer, sujet à l'erreur, souvent entraîné dans une fausse voie, et s'il n'y aurait pas bénéfice pour le genre humain à être abandonné aux seules ressources de la nature ? Mais si l'utilité de la médecine proprement dite a pu être contestée, il n'en est pas de même de ces principes et de ces règles dictées par l'expérience, ayant pour but la conservation de la santé, et constituant ce qu'on appelle l'hygiène. Les bases de cette science sont admises, ses prescriptions sont respectées. Or, on serait ingrat envers la médecine, si on ne se souvenait pas que non-seulement l'hygiène est une de ses branches les plus importantes, mais que les préceptes hygiéniques les mieux établis et les plus répandus, que toutes ces notions vulgaires qui dirigent les hommes sensés dans la conduite de leur vie, dans les soins de leur santé, qui font de la mère le premier médecin de son enfant; que toutes les améliorations qui ont assaini les conditions de la vie et prolongé la moyenne de l'existence humaine chez les nations civilisées, sont en définitive des conquêtes de la médecine, le meilleur fruit de ses acquisitions, le résumé le plus précieux de ses découvertes, mis à la portée et à la disposition du public.

Telle pratique généralement adoptée aujourd'hui et qui paraît bien simple, d'observer la diète et de garder le repos, de se tenir chaudement quand on se sent du malaise et de la faiblesse, de ne pas chercher à relever les forces par de la nourriture prise intempestivement, est le résultat de l'observation la plus attentive des phénomènes de la vie, des lois de la physiologie, et cette notion vulgaire a été pendant longtemps une notion scientifique du domaine des savants de profession; les populations ignorantes des campagnes sont encore loin de la connaître et de la suivre.

Il en sera un jour de même du précepte plus hardi

qui prescrit la saignée comme le plus sûr remède d'une hémorrhagie foudroyante.

Nous ne dissimulons donc pas l'importance de l'œuvre que nous présentons au public sous une forme en apparence légère ; entreprendre de populariser les vrais principes et les saines doctrines de l'hygiène, de donner sous forme d'axiomes les préceptes les plus sûrs pour diriger la santé et pour éviter les maladies, suivant les différentes saisons de l'année, c'est exprimer la quintessence de la science médicale pour la mettre à la disposition du public.

Ce n'est pas une collection de recettes qu'il s'agit de donner ici, c'est le résumé le plus concret de la médecine, le résultat le plus clair et le plus pratique de l'observation, la philosophie même de la science.

Si je voulais attaquer la médecine, ce ne serait pas, comme ceux auxquels je faisais allusion plus haut, en prenant à parti ses inconvénients au point de vue physique ; je lui reprocherais d'amollir les âmes, par les soins trop minutieux qu'elle impose et par les craintes qu'elle inspire. Je ne sais, en vérité, ce que deviendront les générations futures, si on continue à les affaiblir dans leur source, par l'excès de soins et de précautions dont on environne l'enfance ! Heureusement nous avons pour nous retremper, les classes ignorantes et livrées aux rudes travaux, car il n'y aura bientôt plus que les *enfants mal élevés* capables de devenir des hommes.

Nous prévenons le lecteur que les principes d'hygiène que nous exposerons ne seront pas inspirés par une philosophie timide et craintive à l'excès; nous avouons même que la vie ne nous semble pas valoir toutes les précautions qu'une médecine méticuleuse et timorée pourrait en prendre; d'ailleurs nous sommes persuadés qu'un excès de précautions et de soins tourne précisément contre le but qu'on se propose, et qu'en détruisant, chez les enfants surtout, par trop de délicatesses et de recherches, l'équilibre entre les différents systèmes, on exalte le système nerveux aux dépens de l'ordre général, et l'on crée la source la plus abondante d'infirmités et quelquefois de maladies incurables. On tourne dans un cercle vicieux, quand on oublie que pour éviter le mal, il faut surtout fortifier le corps contre les causes du mal; et comme nous ne sommes pas seulement matière, il n'est pas moins nécessaire de fortifier l'esprit contre les terreurs de la maladie.

Un enfant auquel on apprend à s'occuper de sa santé, est à jamais compromis, quant à la bonne hygiène et à l'équilibre de la santé; et c'est ce que l'on fait tous les jours en demandant aux enfants, sans nécessité, s'ils n'ont pas mal ici ou là, en les regardant, comme on dit, dans le blanc des yeux; on ne sait pas tout le mal qu'on produit, tout le ravage qu'on détermine par ces témoignages d'intérêt et de tendresse mal entendue.

HIVER

Décembre. — Janvier. — Février.

Hippocrate a dit : « L'été guérit les maladies qui se sont développées en hiver, et l'hiver celles que l'été a fait naître.

« L'automne chasse les maladies du printemps et le printemps les maladies de l'automne[1]. »

L'hiver, au point de vue hygiénique, comprend, dans notre climat de France, les mois de décembre, janvier et février.

L'hiver est mauvais pour les faibles, bon pour les forts, fatal aux vieillards, favorable aux jeunes gens.

Moins de maladies, plus de mortalité qu'aux autres époques de l'année.

Les dispositions morbides et les maladies de l'hiver sont de l'ordre inflammatoire[2].

C'est la saison des rhumes et des affections de poi-

[1] *Œuvres complètes*, trad. Littré, *Épidémies*.

[2] Ribes, professeur à la Faculté de médecine de Montpellier. *Traité d'hygiène thérapeutique*. Paris, 1860, p. 217.

trine, des catarrhes et des rhumatismes, surtout si l'hiver est humide. La peau, crispée par le froid, remplit mal ses fonctions ; les membranes muqueuses du nez, de la gorge, des bronches et de la vessie s'entreprennent facilement ; de là les précautions hygiéniques que doivent prendre les personnes délicates, affaiblies par l'âge ou par les maladies, et les convalescents. Les personnes fortes et bien portantes peuvent seules avec avantage braver les rigueurs de cette saison. Pour celles-ci, trop de précaution est nuisible et ne sert qu'à développer une susceptibilité contraire à l'équilibre des fonctions et à la résistance des organes.

L'hiver est favorable au traitement des états morbides que l'automne et l'été ont laissés tels que : les névroses et les affections spasmodiques avec atonie ; les maladies muqueuses, les scrofules, les fièvres intermittentes rebelles. — Il est contraire aux maladies inflammatoires, surtout aux maladies fluxionnaires qui aboutissent aux poumons. (Ribes.)

Pour les délicats et les faibles, les précautions sont diverses, suivant les conditions de fortune et de position sociale; tous ne peuvent malheureusement pas prendre de leur santé les soins qu'elle exigerait. Que servirait de dire à un pauvre portier de Paris : Mon ami, vous êtes sujet aux rhumatismes, le froid humide vous est contraire, le rez-de-chaussée ne vous convient pas; il faut habiter un étage élevé, sec et exposé au soleil. » Ou bien à une pauvre ouvrière gagnant quinze sous par jour à broder ou à coudre des gants et logeant dans une mansarde au sixième : « Mon enfant, vous avez des palpitations, votre haleine est courte, il ne faut pas monter; logez-vous au premier et promenez-vous doucement au soleil du Luxembourg ou des Tuileries? »

Voilà, parmi tant d'autres, les grands écueils de la médecine, bien plus que l'insuffisance de la science, ou l'inefficacité des remèdes que l'on entend chaque jour reprocher aux médecins.

A la vérité, il y a des compensations; si les pauvres souffrent trop souvent par défaut de soins et de confortable, les riches souffrent peut-être davantage par les excès de précautions qui les débilitent et les énervent.

Mais enfin, quoique nos conseils ne semblent pouvoir s'adresser qu'aux heureux en état d'en profiter, nous espérons les rendre utiles aux plus médiocres fortunes, et nous ferons en sorte que chacun y puisse prendre la part qui lui convient.

A ceux que rien ne retient et ne rive à une existence fatale, qui n'ont à calculer ni avec la fortune, ni avec les obligations d'un état, ni avec les devoirs d'une fonction, ni avec les obstacles d'une nombreuse famille, qui peuvent se placer dans les conditions les plus favorables à leur constitution et à leur santé, nous dirons d'abord : « Avez-vous la poitrine délicate, la gorge susceptible, la vessie malade? êtes-vous envahi par les douleurs rhumatismales, épuisé ou convalescent? avez-vous enfin, par une cause ou par une autre, tout juste le degré de force nécessaire pour entretenir votre vie pendant les douces saisons où le corps n'a pas à lutter contre les intempéries? c'est le moment de fuir le Nord, le séjour des grandes villes et les brouillards, et d'aller demander aux régions tempérées, des conditions d'existence plus faciles et plus saines. »

Mais ou aller, à quel climat, à quel pays donner la préférence?

Si l'on ne veut pas quitter le continent, Montpellier, malgré les imperfections de son climat, avec les ressources de son illustre Faculté et les agréments d'une ville élégante et lettrée, pourvue de bons hôtels, est ce qu'il y a de mieux en France. Perpignan, Hières, Cannes ont des sites doux et agréables, favorables aux poitrines menacées et aux valétudinaires.

Les îles de la Méditerranée, la Corse, Ajaccio surtout, abrité au fond de son beau golfe des vents du nord et de l'Italie, et mieux encore, Alger avec sa vie pittoresque et animée, son délicieux Sahel, seraient encore préférables, et enfin l'Égypte, avec laquelle nous nous mettons en communication chaque jour davantage et qui n'est plus un voyage capable d'effrayer les imaginations.

Nul doute que, grâce aux chemins de fer et aux bateaux à vapeur, de nouvelles localités médicales, propres à toutes les constitutions, en harmonie avec les différents tempéraments, ne soient mises commodément un jour à la disposition de toutes les santés délabrées. Et en partant de ce principe, que pour les maladies chroniques, le meilleur et le plus puissant agent curatif est un milieu approprié au genre d'infirmité dont on est affecté, on verra bientôt les différents climats du monde civilisé faire échange de leurs malades : le midi envoyer au nord les constitutions bilieuses, fatiguées des ardeurs du soleil, les foies engorgés, les estomacs et les intestins frappés d'atonie, les systèmes nerveux imprégnés de principes fiévreux, ébranlés par des secousses répétées d'accès intermittents, pour donner lui-même asile aux poitrines délicates, aux muqueuses impressionnables, aux constitutions lymphatiques ; et de cet échange résultera le plus précieux concours, l'aide la plus efficace pour les méthodes et les remèdes de la médecine ordinaire. Il n'y aurait pour ainsi dire plus de maladies chroniques, si chacun pouvait être placé et vivre dans le milieu le plus convenable à son tempérament. Les Anglais, épuisés par un long séjour dans l'Inde, au milieu de la chaleur étouffante et humide de Bombay et de Calcutta, ne sont-ils pas à moitié guéris, dès qu'ils rentrent en Europe ? ne voient-ils pas leurs fonctions digestives inertes reprendre leur activité, leurs foies hypertrophiés revenir à leur proportion normale sous la tonique influence d'un climat plus froid et plus sec, aidée de l'action de quelques eaux minérales telles que celles de Carlsbad ou de Vichy?

Laënnec dit : « Que de tous les moyens tentés jusqu'ici contre la phthisie, il n'en est pas qui ait été plus souvent suivi de la suspension, ou même de la cessation totale de cette affection, que le changement de pays ou de lieu. » Mais c'est surtout dans la jeunesse et dans l'enfance que le changement de climat peut produire le plus merveilleux résultat. Malheureusement on s'y prend trop tard et on attend qu'une maladie grave, ayant mis les jours en danger, force à quitter l'atmosphère où de pauvre êtres débiles, voués par leur naissance à la phthisie, ne peuvent plus vivre. Mais alors il n'est plus temps, les organes sont envahis par le principe destructeur, des ravages sont produits trop profonds pour être réparés; un climat plus doux peut tout au plus prolonger la vie, il ne peut plus guérir et rendre la santé.

C'est avant toute explosion du mal, avant l'éclosion du germe fatal qu'il faut fuir les régions inhospitalières pour s'établir, non pendant une saison, mais pendant des années, dans un climat favorable, jusqu'à ce que l'âge et la constitution développée, modifiée, fortifiée, aient pris le dessus. Ce sont là, il est vrai, des conditions difficiles à remplir, bien peu de membres privilégiés de la famille humaine sont dans ce cas ; mais même parmi ces heureux, libres de tout souci de fortune et de temps, uniquement préoccupés de la conservation de leurs enfants, combien peu prennent résolûment ce parti, le seul propre à sauver des êtres chers et menacés. On agit, à cet égard, comme pour les consultations dans les maladies aiguës et graves ; on y a recours plutôt comme à une consolation *in extremis*, et pour n'avoir rien à se reprocher, que comme à un moyen réellement efficace.

Mais aussi, combien peu de médecins ont le courage de dire aux familles dont ils ont la confiance, longtemps d'avance, avant qu'aucun symptôme du mal redouté ne se soit manifesté, au milieu même des apparences de la plus brillante santé : « Votre enfant est né d'un père ou d'une mère phthisique, » ou bien : « Il a perdu un frère ou une sœur de cette maladie, vous voulez et vous pouvez tout faire pour l'élever et le conserver ; eh bien, il faut, pendant qu'il se porte bien, qu'il est en pleine santé, l'éloigner de Paris ou même de la France, le confiner dans une région plus douce, sous un ciel plus chaud, l'élever au soleil, sur les bords de la mer, l'y laisser croître et s'y fortifier pendant dix ans, et ne lui permettre de revoir son pays que lorsqu'il aura modifié son tempérament, renouvelé pour ainsi dire sa constitution, expulsé le germe du mal. »

Et pourtant, voilà comme il faudrait se comporter pour obtenir le bénéfice d'un changement de climat et non attendre que la mort circule déjà dans les veines.

Il faudrait tenir ce langage, non-seulement aux familles riches décimées ou menacées par la phthisie, mais aux parents des enfants lympathiques, scrofuleux, étiolés. Combien de pères et de mères, favorisés de la fortune, ayant des loisirs, ayant un nom à transmettre, accepteraient ces conditions, se résigneraient, courraient même avec joie au sacrifice, si on le leur proposait avec cette fermeté et cette confiance! Combien seraient heureux d'acheter à ce prix la vie et la santé d'êtres chéris, voués à une mort presque certaine ou à une vie languissante, prête à s'éteindre dans une postérité dégénérée[1]!

[1] Ayant la prétention de ne consigner dans ce livre que des résultats acquis, confirmés, ce n'est pas le lieu de discuter les principes que j'avance. S'il s'agissait de donner des preuves, je pourrais citer l'exemple d'enfants pauvres, nés dans les vallées des Basses-Alpes, lymphatiques, probablement tuberculeux, que j'ai vus revenir à la santé, à la force, à un sang pur et généreux, par deux ans d'existence sur les bords de la Méditerranée, ayant pour berceau le sable brûlant de la plage et respirant à pleins poumons l'air vivifiant et salin de cette chaude atmosphère. « Le botaniste Aublet, dit M. Alibert, après avoir usé inutilement, pour guérir l'affection œdémateuse générale dont il était atteint, de toutes les ressources médicales que lui offrait Paris, alla en Provence, s'y exposa sur le sable brûlant aux rayons du soleil; sous peu, non-seulement l'infiltration considérable dont il était atteint disparut, mais même ses organes,

Aux gens de fortune médiocre et aux pauvres, au grand nombre enfin que les nécessités ou les devoirs de leur condition enchaînent au lieu où ils vivent, comme la chèvre broutant l'herbe autour du pieu où elle est attachée, je dirai :

« Garantissez-vous le mieux que vous pourrez des atteintes du froid et de l'humidité, mais sans exagérer les précautions. Ne vous constituez pas malade, si vous n'êtes que délicat. Ne vous enfermez pas avec trop de soin, ne vous privez ni d'air ni d'exercice. Portez de la flanelle, mais ne couchez pas dans des chambres trop échauffées, épuisées d'air respirable par une habitation trop prolongée pendant la journée et pendant la nuit. Couchez dans une chambre fraîche et sans feu, si vous disposez d'un appartement suffisamment étendu. On ne saurait croire combien de nuits agitées et sans sommeil sont dues à un air étouffé et non renouvelé ! »

Aux vieillards je recommanderai la prudence. Combien sont frappés pour n'avoir pas écouté leur âge et s'être comportés en jeunes gens ! pour s'être exposés au vent et au froid sous une porte cochère, afin d'évi-

reprenant leur tonicité, acquirent cette sèche mais heureuse vigueur qui caractérise quelques habitants des tropiques, à tel point qu'il était méconnaissable.

« On rencontre peu de scrofuleux aux bords de la mer; les malades trouvent sur le littoral de la Méditerranée la réunion de toutes les bonnes influences thérapeutiques. » (Ribes.)

ter une averse, par une économie mal entendue, au lieu de prendre une voiture et de rentrer chez eux!

Qu'ils n'oublient pas ce mot d'un homme d'esprit : *On ne meurt que de bêtise.*

Fortifiez vos enfants par l'exercice en plein air, malgré la rigueur de la saison. Si vous n'avez pas de raison particulière de craindre pour leur poitrine, ne redoutez pas à l'excès un léger rhume, moins fâcheux que l'étiolement, que la susceptibilité résultant d'une vie molle et dorlotée. Que les plus jeunes, que les enfants à la mamelle aillent tous les jours respirer l'air au dehors, au moment le plus propice : l'air est le meilleur calmant pour les petits enfants, à moins de maladie ou d'indisposition ; il n'y a pas six jours dans l'année où ils doivent, à cause du mauvais temps, être absolument privés de leur promenade et retenus à la chambre.

Aux femmes jeunes et languissantes, redoutez un repos prolongé, qui vous enlève le peu de force dont vous jouissez et vous rend impressionnables, comme une sensitive. On abuse beaucoup, depuis quelque temps, de la chaise longue ; ne vous y abandonnez pas sans nécessité absolue. Trois mois de ce régime sont pires qu'une maladie réelle, on s'en relève plus appauvrie que d'une fluxion de poitrine. Ne faites pas une maladie d'une simple incommodité ; mieux vaut braver un peu le mal que d'y céder toujours.

Si vous avez un léger mal de gorge, un enrouement, un rhume un peu prolongé, buvez un verre d'eau Bonne le matin, coupée d'un peu de lait et sucrée avec une cuillerée de sirop de gomme ou de violette; faites usage d'un calmant tel que le sirop de Clerambourg ; mais n'enrayez pas votre existence pour si peu de chose.

Combattez la faiblesse de l'estomac et des digestions, ranimez la circulation, rendez de l'énergie à votre sang par l'usage de l'eau ferrée ou par quelques prises de sous-carbonate de fer, surtout à la suite de vos époques qui vous épuisent.

Aux maris, n'interdisez pas à vos femmes les distractions et les plaisirs du monde, sous prétexte de leur santé; la danse est pour beaucoup de femmes ce que sont la chasse et l'équitation pour les hommes; c'est leur véritable exercice.

Surtout donnez-leur, autant qu'il est en vous, la satisfaction de l'esprit et du cœur. Combien de maladies n'ont d'autre origine que les troubles de l'âme, les agitations de la pensée et les mécomptes du sentiment! Le bonheur et la paix dans le ménage sont les meilleures conditions de la santé, comme ils aident à supporter les épreuves de la vie.

Le baron Louis disait aux ministres, ses collègues : « Faites-moi de bonne politique et je vous ferai de bonnes finances. » De combien de malades et surtout de femmes ne pourrait-on pas dire : « Donnez-leur le contentement de l'esprit et du cœur, et vous leur donnerez la santé. »

A tous, prenez garde aux habitudes contraires aux lois spéciales de votre organisation et de votre tempérament; étudiez-vous avec un peu d'intelligence sous ce rapport, et ne persévérez pas dans un régime en opposition avec votre nature. Certains ébranlements du système nerveux, certaines affections chroniques même ne sont dues qu'à un régime alimentaire mal entendu, qu'à l'usage de substances antipathiques à l'organisation, malgré le goût apparent, propres à entretenir la chaleur du sang et l'irritation du système nerveux. J'ai vu le café, adopté par une préférence que l'on croyait instinctive, déterminer la goutte, l'irritation des reins et de la vessie, ou d'autres états morbides que l'on faisait cesser dès que l'on renonçait à son usage. Le vin a le même effet sur *certains* tempéraments chez lesquels l'eau en abondance rétablit l'équilibre et l'intégrité des fonctions; l'eau est bonne surtout le matin, les pléthoriques feraient bien de ne boire que de l'eau à déjeuner.

Ce n'est pas à dire que le vin et le café ne soient d'excellents aliments pour le plus grand nombre; mais il y a ce que l'on nomme en médecine des *idiosyncrasies*, c'est-à-dire des dispositions particulières auxquelles il faut obéir. J'ai connu une personne bien portante pour laquelle toute espèce de fromage était un véritable poison.

Je le répète, car cette vérité n'est pas assez connue, certains états maladifs ne sont entretenus que par un régime alimentaire ou un régime de vie en général, non approprié aux dispositions individuelles.

De tous les écarts de régime, les plus dangereux, sans exception, sont les excès de table, surtout quand on y fait abus de vins et de liqueurs. La satiété ou l'impuissance mettent plus promptement une limite aux autres excès; la table, comme on l'a dit, est le plaisir qui se renouvelle le plus souvent et qui dure le plus longtemps. Autant ce plaisir est légitime, favorable même au bien-être et à l'expansion des organes, agréable quand il est pris avec modération, esprit et délicatesse, autant il peut être fatal quand on s'y livre au delà des limites des forces et de la raison. Bien des gens ne se sont pas relevés d'un seul excès de table poussé outre mesure.

Si vous êtes disposé à engraisser, levez-vous de bonne heure et prenez de l'exercice; fatiguez-vous, même à jeun; les personnes maigres agiront en sens inverse. Plusieurs feront bien de renoncer au café, non parce qu'il leur est contraire, mais uniquement dans le but de ne pas augmenter leur embonpoint. Ce n'est pas que le café soit par lui-même un aliment excessivement nutritif, mais, favorisant éminemment la digestion et l'absorption, il opère l'assimilation complète des autres substances alimentaires. Certaines personnes engraissent à volonté ou se maintiennent dans leur état moyen, suivant qu'elles font usage ou qu'elles s'abstiennent de café noir. Il peut produire chez d'autres un effet contraire par l'excès d'excitation qu'il entretient.

La théorie de l'inflammation et le système Broussais ont eu une immense influence sur la manière de vivre en général et sur le régime alimentaire en particulier; on peut dire que l'art culinaire et les habitudes de la table ont été notablement modifiés.

Si ce système a du bon, en inspirant une certaine modération dans l'usage des excitants, il a été poussé à l'excès et a introduit des précautions, de véritables superstitions qui ne sont pas sans inconvénient pour la santé et la vigueur des constitutions.

On redoute les irritants au point de proscrire toute espèce de condiment un peu relevé dans les aliments; le poivre a disparu d'un grand nombre de tables, et c'est à peine si le sel se fait sentir.

Le monde se fait une idée si fausse de la structure des organes et de leurs fonctions, qu'il frémit à l'idée d'introduire dans l'estomac une substance âcre et brûlante comme le poivre; un seul grain de cette substance sur les parois de cet organe le fait frissonner. Il ne sait pas qu'au moindre contact d'un agent irritant, toutes nos membranes intérieures (muqueuses) ont la merveilleuse propriété de sécréter une liqueur visqueuse qui enveloppe cette substance, la rend pour ainsi dire inerte ou du moins inoffensive pour les parois de l'organe.

Ce ne sont donc pas les substances solides, contenant un principe excitant mais non corrosif qui sont à craindre; leur effet tout local est éphémère et neutralisé, ou plutôt c'est un stimulant utile aux organes paresseux. Les véritables poisons de l'économie, ce sont ces liqueurs de feu promptement absorbées, qui se mêlent directement au sang et vont avec lui frapper tous les organes, le cerveau, le cœur, etc., c'est ce qui rend si funestes les spiritueux, l'absinthe et les autres alcooliques.

Mais, qu'on le sache bien, la cuisine fade est mauvaise à l'estomac; les organes digestifs ont besoin de stimulants, faute desquels ils tombent dans l'atonie; de là tant d'estomacs délabrés. Mieux vaut terminer un repas par un morceau de fromage que par une sucrerie fade et une crème légère. Ce qu'il faut éviter bien plus que les excitants, c'est de mettre une digestion sur une autre, de ne pas laisser à l'estomac le temps d'opérer cette grande fonction sans trouble et de se reposer ensuite. On croit qu'on peut impunément manger une chose légère, une friandise, dans l'intervalle des repas, avant que la digestion en soit bien faite; c'est une erreur. Ce n'est pas la quantité d'aliments qui fait le mal en pareil cas, c'est la fatigue qu'apporte à l'estomac, au milieu de l'importante opération qu'il accomplit, le travail d'une autre digestion, même de choses légères ; on le dérange inutilement, si c'est pour peu de chose, et ce dérangement est aussi nuisible que s'il s'agissait d'un aliment plus substantiel; cette règle est essentielle surtout pour les enfants, et pour les hommes après un copieux repas.

PRINTEMPS

Mars. — Avril. — Mai.

Le printemps est plus perfide que l'hiver. C'est en tout pays la saison des brusques variations de température. On passe rapidement du froid au chaud, du sec à l'humide, d'une atmosphère calme et tiède au vent et à l'aigre réciproquement.

Tout l'organisme se ressent du travail de la nature; le corps vivant est impressionnable, disposé aux réactions, aux surprises au milieu de ces changements rapides qui font passer dans une même journée par tous les climats, depuis le tempéré jusqu'à l'excessif. Il faut redoubler de précaution pour s'en garantir.

Le printemps rend aiguës les maladies chroniques avec irritation fluxionnaire ; c'est pour cela qu'il contrarie le traitement de la phthisie pulmonaire. (Ribes.)

Il semble que les germes de maladies qui sommeillent sont prêts à se réveiller comme les germes des plantes ; c'est comme toutes les époques de renouvellement, le mauvais temps des phthisiques, des rhumatisants, des constitutions nerveuses et des cerveaux malades. Aucun tempérament n'est bien assis, le moindre choc le fait dérailler. Choisissez votre moment pour respirer l'air et prendre de l'exercice. Profitez du milieu du jour et du soleil, et rentrez avant le soir, si vous avez la gorge et les bronches susceptibles.

Les rhumes sont fréquents et tenaces, les pneumonies nombreuses, les coryza et les maux de gorge pour ainsi dire endémiques.

Ne quittez pas les vêtements d'hiver, ménagez vos forces, ne vous livrez pas à de violents exercices, laissez à votre corps le temps de reprendre son assiette. Faites un usage modéré des bains, la peau n'étant pas en état de réagir contre le froid extérieur et de rétablir la circulation.

Entretenez la chaleur des extrémités, portez des chaussettes de laine.

Modifiez votre régime alimentaire, mêlez à la viande les végétaux frais de la saison.

Ne songez pas encore à vous déplacer, restez dans le milieu où vous avez passé l'hiver; car en tout pays, même dans les régions méridionales, le printemps est sujet à des retours d'hiver.

Je ne fais exception que pour ceux qui attendent impatiemment les premiers beaux jours pour mettre fin à quelque affection dont le changement de pays parvient seul à rompre le cours; la coqueluche, par exemple, ou les accès d'une fièvre intermittente ayant résisté à toutes les préparations de quinquina. On voit de ces fièvres et même des fièvres continues, sans cause organique appréciable, persistant depuis des mois en dépit de tous les traitements et de tous les régimes, cesser pour ne plus revenir, dès qu'on est éloigné de quelques lieues du foyer où elles ont pris naissance.

ÉTÉ

Juin. — Juillet. — Août.

C'est la bonne saison pour les vieillards, pour les personnes faibles, épuisées par les maladies, pour les convalescents et pour les poitrines délicates. L'air doux et chaud les ranime et le ciel affermi n'expose plus les organes susceptibles au danger des brusques variations de température.

En été, l'état morbide dominant est l'état bilieux, gastrique, avec ou sans fièvre.

Les enfants et les personnes qui sont faibles en hiver, dont la constitution est molle, prennent de la couleur et de l'embonpoint en été. Mais celles qui sont irritables, nerveuses, souffrent et sont abattues. (Ribes.)

L'équilibre et l'harmonie intérieure dépendent bien souvent de la manière dont la peau, cette vaste surface d'évaporation, remplit ses fonctions. Beaucoup de maladies et d'affections chroniques n'ont pas d'autre cause que le dessèchement et l'inertie de la peau. Quand elle est crispée par le froid, quand ses pores ne s'ouvrent plus et n'exhalent plus au dehors les principes de la sueur et de la transpiration insensible, les membranes intérieures deviennent le siége de sécrétions catarrhales, les glandes s'engorgent, les humeurs s'altèrent. Il semble que la surface extérieure et la surface intérieure du corps, la peau et la muqueuse interne, soient les deux pôles d'une pile dont l'activité est nécessaire au jeu des organes contenus entre ces deux surfaces ; si l'une d'elles est inerte, les acides ne se portent plus à la peau, les muqueuses à sécrétion alcaline languissent et le courant n'entretient plus la régularité des fonctions. C'est ce qui arrive à la suite des longues affections chroniques, des organes de la digestion surtout; la peau desséchée ne transpire plus, ne respire plus, si on peut dire ainsi. Le traitement consiste à rétablir sa souplesse, à lui rendre sa perméabilité, et l'été est éminemment favorable à ce but, par la température et la sécheresse de l'air et par l'exercice auquel il permet de se livrer. C'est dans la saison des promenades, du séjour à la campagne, des bains d'eau douce et des bains de mer.

La campagne est pour les convalescents et pour les vieillards ce qu'une bonne nourriture est pour les enfants délicats et chétifs. Combien de maladies qui traînent en longueur au sein des villes et auxquelles on met fin par un changement de lieu, par la vie en plein air, au milieu des émanations embaumées de la végétation! Combien de vieillards et de femmes se retrempent à la campagne et reprennent des forces pour fournir une nouvelle carrière, pour supporter les fatigues de la vie mondaine, des affaires ou des travaux de cabinet!

Les bains d'eau douce et les bains de mer offrent de grandes ressources hygiéniques. Ils rafraîchissent le corps, donnent du ton à la peau, de la souplesse aux membres, et sont, les bains de mer surtout, un des plus puissants moyens de rétablir les forces.

Les enfants et les personnes âgées peuvent y avoir recours, mais avec discrétion. La règle pour eux, comme pour toutes les personnes chez lesquelles la réaction est faible, est de ne les prendre que pendant un temps fort court et par les journées les plus chaudes. Quand on n'est plus dans la force de l'âge et de la santé, que l'on ne possède plus toute la chaleur du sang, il faut craindre un refroidissement trop intense et trop prolongé. Un bain de quelques minutes à la mer, surtout au début de la saison, suffit, et il faut se hâter de rétablir la circulation et la chaleur par de bons vêtements et de l'exercice au soleil. Voilà ce qui rend si précieuses aux organisations chétives, débilitées, sans chaleur, les chaudes plages de la Méditerranée et les eaux de cette mer exposée pendant quatre mois aux ardeurs d'un soleil immuable[1]. Le corps se refroidit à peine au sein de cette eau si bien chauffée, et la réaction est prompte en passant du bain dans une atmosphère toujours tiède sous les rayons d'un soleil ardent. Quelle ressource aussi que ce sable brûlant sur lequel on marche et qui rappelle si bien la chaleur aux extrémités! On s'en enveloppe, on y plonge ses membres endoloris et même tout le corps, qui transpire bientôt sous cette couverture de sable comme dans une étuve sèche.

Quel excellent remède pour les douleurs et pour les rhumatismes, et en même temps quelle jouissance et quel bien-être! La mer du Nord est pour les forts qui peuvent supporter ses froides atteintes, les intempéries

[1] La mer commence à être bonne à la fin de mai, et je m'y baigne avec mes enfants jusqu'au commencement d'octobre.

de l'air, et qui ont en eux-mêmes un foyer assez ardent pour se réchauffer sous un pâle soleil; ils y acquièrent un redoublement de forces; la Méditerranée est la mer des faibles, des corps frissonnants, à sang pauvre, lymphatique, des enfants et des vieillards, de ceux qui n'ont ni force, ni chaleur à perdre.

Mais où aller prendre ces bienfaisants bains de mer chaude, d'air enflammé, de sable brûlant et de soleil méridional? Vers quel point se diriger, et où trouvera-t-on bon accueil et gîte confortable?

Malheureusement, sur cette plage qui se dévoloppe pendant plus de cent lieues de Marseille à Port-Vendre, sur ce sable si chaud et si doux au pied, il ne s'élève encore nulle part un établissement agréable et commode, comparable aux établissements de Boulogne et de Dieppe; aucune ville n'appelle les étrangers comme ces charmantes cités du Nord. Mais enfin, pour retrouver les forces et la santé, pour rendre à la vie des enfants étiolés, on se privera de plaisirs ou de bien-être, et l'on ira dans quelqu'une de ces cabanes que l'on décore du nom d'établissement sur la côte de Cette et de Montpellier. Et si le courant des malades voyageurs se dirige de ce côté, nul doute qu'avant peu le Midi ne se mette au niveau du Nord à cet égard.

Ayant à parler des moyens d'entretenir la santé, en rapport avec chaque saison, et non des maladies caractérisées, notre but étant l'hygiène et non la médecine proprement dite, nous n'avons rien à dire des eaux minérales qui s'adressent à des affections déterminées, telles que les eaux de Vichy, les eaux Bonnes, Barége, et j'ajouterai seulement que le changement de lieu, l'air vif des montagnes, la distraction du voyage, l'activité que donne la vue de pays nouveaux et la curiosité qu'inspirent des sites pittoresques, sont, indépendamment de l'action propre des eaux, d'excellentes conditions de rétablissement des forces et de raffermissement de la santé; la tête se dégage, les idées assombries se dissipent, les nerfs se détendent, l'appétit renaît, les fonctions se raniment et la constitution reprend son équilibre.

Tâchez de recueillir tous ces bienfaits du voyage pour lequel vous faites des sacrifices de temps et d'argent, en vous armant de la philosophie nécessaire pour supporter gaiement les petits tracas de la route, les installations médiocres, les ennuis des paquets, et ne faites pas d'un voyage d'agrément et de santé destiné à rétablir l'harmonie et la bonne humeur une source de contrariétés et d'agacements pour les nerfs; mieux vaudrait rester chez soi.

Ne prenez pas les eaux inconsidérément, surtout celles qui sont douées de propriétés actives, les eaux sulfureuses par exemple, si excitantes pour les constitutions nerveuses; en fait d'eaux particulièrement douces, calmantes, sans action énergique, mais simplement bienfaisantes et qu'on peut, sous ce rapport, appeler hygiéniques, nous mettons au premier rang Néris et Plombières; les eaux de Plombières sont, pour certaines natures nerveuses, de véritables bains de lait.

L'été est l'époque des dérangements d'entrailles, surtout dans les pays chauds auxquels on n'est pas acclimaté. S'il n'existe aucune complication et qu'il y ait simplement diarrhée légère, un des remèdes les plus efficaces et les plus commodes est le nitrate de bismuth en poudre ; quelques prises de cette substance à la dose de 50 centigrammes, dans un demi-verre de vin au commencement des repas, font justice de ces dérangements sans apporter aucun trouble dans les occupations et dans le régime de vie.

Dans les chaleurs de l'été, buvez frais, mais non à la glace. Si vous n'êtes pas bien sûr de votre estomac et de vos entrailles, méfiez-vous des glaces, surtout hors des repas. Attendez au moins que la digestion soit faite pour vous donner cette jouissance. Prises en mangeant, les glaces font rarement mal. Un sorbet au rhum ou au café au milieu du dîner est bienfaisant, rafraîchit et donne du ton à l'estomac; tandis qu'il n'est pas rare qu'une glace au fruit, prise le soir, peu de temps après le dîner, ne trouble la digestion et ne produise même comme une sorte d'empoisonnement.

AUTOMME

Septembre. — Octobre. — Novembre.

L'automne est le règne des fièvres quartes longues, de la diarrhée, de la dyssenterie, des coliques, de la sciatique; les attaques de goutte se renouvellent (Ribes), mais c'est en même temps la meilleure saison pour les bons tempéraments et les constitutions moyennes; c'est le temps des vacances, de la vie à la campagne, de l'exercice en plein air, de la chasse et du repos d'esprit. Il faut en profiter et faire ses provisions d'hiver. — Les soirées commencent à devenir humides, les nuits fraîches; prenez quelques précautions à cet égard, si vous êtes d'une trempe délicate; ne vous exposez pas aux brouillards du matin sans avoir lesté l'estomac et ranimé l'impulsion de votre sang. Nourrissez-vous le mieux possible, à la condition de faire beaucoup d'exercice; on peut manger deux fois plus à la campagne qu'à la ville et faire usage d'aliments qu'on ne digérerait pas facilement dans la vie ordinaire, pourvu qu'on dépense ce surcroît de nourriture en plein air et par un continuel exercice à pied, à cheval, ou le fusil sur l'épaule.

N'est-ce pas là la véritable vie de l'homme, les conditions réelles de sa force et de sa santé, et n'est-il pas fait pour courir les champs et les bois, plutôt que pour gratter du papier assis sur une chaise? Mais puisque nous ne pouvons pas nous soustraire à ces nécessités de la vie sociale, conséquence du péché originel, tâchons d'en atténuer les inconvénients par la vie rustique et champêtre de l'automne.

Les hommes de cinquante ans surtout, qui commencent à prendre du corps, à s'empâter, qu'on me passe l'expression, dont les organes se chargent de graisse, dont le cœur tend à devenir volumineux, chez lesquels la circulation s'embarrasse, la respiration est moins libre, dont la tête s'alourdit, sous le poids d'une nourriture substantielle et d'une vie sans dépense, ont grand besoin du violent exercice qu'on ne peut prendre qu'à la campagne et pendant la saison des chasses; c'est l'époque de la vie où il ne faut pas se laisser engourdir par la paresse et l'oisiveté, amollir par les délicatesses d'une vie opulente et mondaine, ni intimider par la crainte exagérée de compromettre sa santé. Ne vous habituez pas à considérer votre personne comme si précieuse, osez la risquer quelquefois dans des excursions lointaines et pénibles, fatiguez votre corps, trempez-le de sueur, et vous vous trouverez bien de ces prétendus excès; voilà la bonne hygiène des gens bien constitués et qui veulent continuer à être bien portants.

Pour les enfants, la campagne est une seconde nourrice; ils s'y élèvent pour ainsi dire tout seuls et presque sans soins. La plupart des précautions de régime nécessaires à la ville et si souvent insuffisantes, déviennent inutiles à la campagne; les estomacs digèrent ce qu'ils ne pouvaient pas supporter, les entrailles se raffermissent, et l'on voit des enfants qu'on désespérait d'élever à la ville, pousser aux champs comme des champignons.

Par la même raison, les organisations épuisées par la fatigue des affaires ou des plaisirs, par des affections chroniques ou de longues convalescences, doivent aspirer au séjour de la campagne pendant l'automne. A celles-ci, la vie douce, l'exercice modéré, le repos même, mais avec le bénéfice d'un bon air.

« Je doute, dit Rousseau, qu'aucune agitation violente, aucune maladie de vapeurs puisse tenir contre un séjour prolongé dans les montagnes, et je suis surpris que les bains de cet air salutaire et bienfaisant ne soient pas un des grands remèdes de la médecine et de la morale. »

La campagne, dit justement M. Ribes, *c'est le changement d'air*, pour le citadin et pour les gens du monde. Vous traiterez avec succès à la campagne des maladies opiniâtres, par cela seul qu'elles avaient été contractées à la ville; les migraines, l'asthme, la coqueluche, les crampes d'estomac, etc.

Les personnes maigres, d'un tempérament lymphatique, sont fatiguées par les voyages et n'engraissent pas ; le séjour à la campagne, où elles font des excursions en voiture et même à pied, augmente chez elles l'activité nutritive, suscite le développement de la graisse, etc.

En général, la vie que l'on mène à la campagne rétablit l'embonpoint, quand on arrache ceux qui en ont besoin à un genre de vie contraire à la santé et dont la maigreur est la conséquence.

On peut obtenir le rétablissement complet de la santé par le séjour à la campagne ; l'air natal, dans quelques circonstances, n'a pas une influence moins heureuse.

Usez modérément des fruits et empêchez vos enfants de s'en gorger entre leurs repas. Que leur vie soit réglée, et ne leur laissez pas prendre l'habitude de manger ou de boire hors des repas. Qu'ils apprennent à supporter la faim et la soif surtout, même dans leurs jeux, en été ; c'est le moyen d'éviter bien des petits accidents et de fortifier leur moral en même temps que leur estomac.

La règle est la condition de la santé comme de la sagesse.

Montpellier, juin 1863.

TABLE DES MATIÈRES.

TABLE DES MATIÈRES

PRÉCIS D'HYGIÈNE APPLICABLE AUX DIFFÉRENTES SAISONS DE L'ANNÉE.

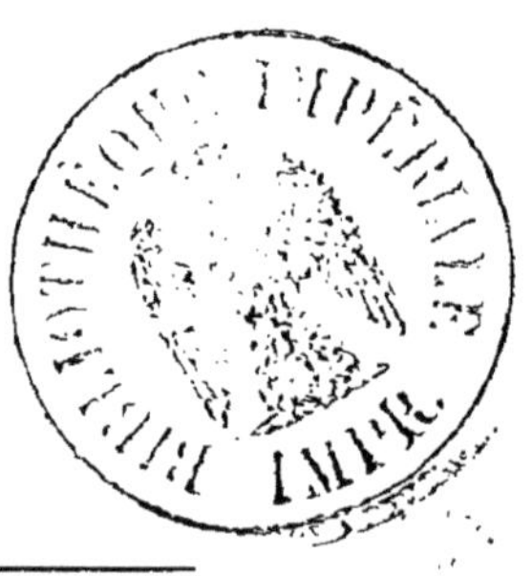

PARIS. — IMP. SIMON RAÇON ET COMP., RUE D'ERFURTH, 1.

www.ingramcontent.com/pod-product-compliance
Ingram Content Group UK Ltd.
Pitfield, Milton Keynes, MK11 3LW, UK
UKHW020102200726
13856UKWH00002B/337